30代〜50代のための

太生きのすすめ

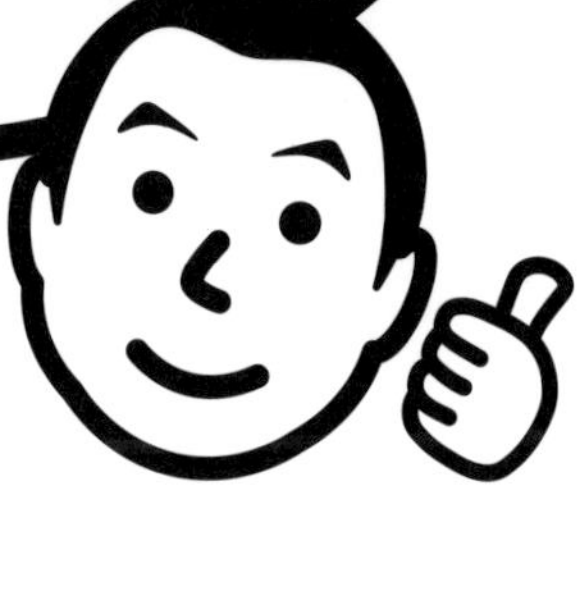

金沢一平 KANAZAWA IPPEI

幻冬舎MC

30代～50代のための
太生きのすすめ

はじめに

「人生１００年時代」という言葉をここ数年でよく聞くようになりましたが、医学の急速な進歩により、そう遠くない未来に「人生１２０年時代」が訪れようとしています。厚生労働省の「人生１００年時代構想会議中間報告」では、人生１００年時代について２００７年に日本で生まれた子どもの半数が１０７歳より長く生きると推計されており、１００年以上生きるのが珍しいことではなくなりつつあるのです。

しかし、そこで問題となっているのが平均寿命と健康寿命の差です。厚生労働省によると、日本人の平均寿命と健康寿命について、平均寿命は男性が81・47歳、女性が87・57歳となっています。一方で健康寿命は男性が72・68歳、女性が75・38歳と、平均寿命と健康寿命の間には大きな差があり、平均して10年前後は寝たきりなどの要介護状態で過ごさなければならないという現実があります。

人生１２０年を健康に長く生き抜くためにはできるだけ早いうちから生活習慣に気を配り、老後の健康を意識した生活を送ることが大切ですが、その適齢期とは30代〜50代です。なぜなら老後大きな健康障害を引き起こすリスクが高まってくるのがこの年代だからです。高齢になって病気を発症したあとに改善を試みても、長年続けてきた生活習慣はなかなか変えられません。

例えば動脈硬化は、放っておくと心筋梗塞など命に関わる病気を引き起こします。心筋梗塞のリスクは50代以降に増えますが、50代になったからといっていきなり発症するのではありません。自覚症状はなくても30代、40代の頃から少しずつ血液中にコレステロールが溜まっていき、それを放置したままでいるとある日突然、心筋梗塞を起こすのです。つまり将来心筋梗塞にならないようにするためには、30代や40代のうちから健康管理に気をつけなければなりません。

糖尿病も同様です。体内で血糖値を下げる働きをするインスリンは膵臓《すいぞう》のβ《ベータ》細胞から作られるホルモンですが、肥満や運動不足、多量の飲酒、ストレスなどが原因でβ細胞が疲弊し、インスリンを作り出す働きが失われてしまえば二度と元に戻すことはできません。そのためβ細胞にまだインスリンを分泌する能力が残っているうちに、手を打たなければならないのです。

30代～50代の人は本格的な体の衰えを感じるのがまだ先なので、目先の仕事や家庭のことに時間を奪われて自分自身の健康をおろそかにしがちです。私のクリニックにも健康診断で指摘されたなどがきっかけで来院する30代～50代の患者が多くいますが、彼らにもっと健康に気をつけるように注意したとしても、返ってくる言葉は一様に「分かっているけれど、時間がない」あるいは「まだ30代だし、健康には自信があるので大丈夫です」というものばかりです。しかし、大丈夫であることなど何一つありません。さらに30代～50代は子育て世代です。子どもの生活習慣は両親からの影響を受けることが多く、例えば街を歩いていると体型が似ている親子をよく見かけます。親自身が悪しき生活習慣を正し、良い習慣を身につけることで子どもにも好影響をもたらします。

健康問題以外にも、働きざかりの30代～50代の人に考えてほしいことがあります。それは老後に向けて早くから経済的な自立を考えるということです。「健康は富に勝る」という言葉がありますが、健康でいることにもお金は必要です。「厚生労働省生涯医療費２０１０年度推計」によれば生涯に必要な医療費は約２３００万円で、そのうち65歳以降にかかる医療費は約１２５０万円と、生涯医療費の半分以上は老後になってから必要になります。

　私は糖尿病や動脈硬化などの生活習慣病、骨粗しょう症などの運動器疾患を専門とする医師として大学病院に勤務し、２０２０年からは地域でクリニックを開業して多くの患者と向き合ってきました。そうしたなかで痛感することは、もっと早くから生活習慣を変えていれば手遅れにならずにすんだはずの人があまりにも多いということです。同時に、お金が足りずに最適な治療を受けられず健康を望めない人が何人もいることも知りました。

　いくら寿命が延びたといっても寝たきりで長生きしたいと思う人はいないはずです。自分らしく最後まで過ごすためには、金銭的にも健康面でも長期戦略を描くことが必要です。そして経済的自立と心身の健康を両立する生き方を、私は「太生き」として本書のなかで提唱しています。

この本では、「太生き」を実現するためのノウハウや考え方を存分に盛り込みました。太く生きるために必要な食事と運動のポイントについても詳細に解説しています。この本を読んで一人でも多くの人が、今日から「太生き」を目指して主体的にアクションを起こすきっかけになれば著者としてこれ以上うれしいことはありません。

目次

第2章

「長生き＝幸せ」ではない！ 経済的自立と心身の健康を両立する「太生き」とは

第3章

お金と健康は表裏一体
MBAの学位を有する医師が説く経済的自立

第4章

健康で美しい心身を手に入れる 太生き健康習慣

第5章

120年太く生きることで、超高齢社会でもいきいきと生活できる

第1章

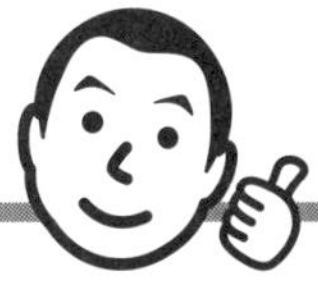

人生120年時代の到来

社会問題となっている
老後資金不足と
10年を超える平均介護期間

長生きを望む大前提は〝健康である〟こと

長生きしたいですか？

こう問われれば、ほとんどの人が即座にうなずくに違いありません。しかし、寝たきりでも長生きしたいかと付け加えられると、返答に迷う人が出てきます。どのような状態であっても長生きしたいと望む人がいる一方で、寝たきりならば長く生きたくはないと考える人も少なくありません。つまり、ほとんどの人が抱く長生きへの願望は「健康で」という条件付きのものなのです。

しかし、健康で長生きをする生活をしていますと自信をもって言える人はなかなかいないと思います。人それぞれですが、睡眠や食事、運動、休日の過ごし方など改善点が何も思い当たらないという人は滅多にいません。そして、その生活を続けた先にあるのは健康で豊かな人生の晩年期なのか、それとも健康を失って趣味を楽しむこともできずにベッドで寝たきりで過ごす晩年期なのか、より具体的に想像して今の生活を考え直してみるべきなのです。

2020年には過去最高の平均寿命を記録

厚生労働省「簡易生命表の概況（２０２１年）」によると、日本人の平均寿命は延び続け、２０２０年には男性が81・47歳、女性が87・57歳となり過去最高を更新しています。２０２１年は新型コロナウイルス感染症などが影響したとされ前年よりも平均寿命が若干短くなりましたが、これを除けば日本人の平均寿命はおおむね右肩上がりを続けています。特に、ここ数十年の延びは驚異的で、１９５５年には男性が63・60歳、女性が67・75歳といずれも60歳代半ばだったのに対して、半世紀あまりで20年も延びています。

これまでも歴史を通して少しずつ寿命が延びてきたとはいうものの、たったの数十年で20年も寿命が延びたことは極めて異例です。寿命が延びることは喜ばしいのですが、共同体のなかで数少ない老人が大切にされてきた時代とは違い、多くの高齢者が自立して過ごさなければならなくなりました。また、個人の健康管理の意識や社会制度などさまざまな面で変化に追いついていないところがあります。長生きしたいと願っても多くの人が今では治る病気で簡単に命を落としていたような時代は、80歳になったときのために体に気をつけろというのはほとんど冗談のように聞こえたと思います。かくいう私自身もまだどこかにそういう意識が刷り込まれて残っている世代です。

しかし、今やこれは常識です。この20年で、それだけの変化が起こったということです。

平均寿命と平均余命の違いとは？

なお、平均寿命と似た言葉に平均余命という言葉があります。一般的には平均寿命という言葉がよく使われますが、実際に自分がどれほど長生きできるかを考えるときは、平均余命を見ます。

平均余命とは、特定の年齢からあと何年生きられるかを示した数値のことです。厚生労働省の「簡易生命表の概況（２０２１年）」によれば、70歳の女性の平均余命は20・31年となっています。これは現時点で70歳の女性は、だいたいあと20年くらい、つまり90歳くらいまでは生きられる可能性があることを示しています。

これに対して平均寿命というのは、0歳の人が平均してあと何年生きられるかを示した数字です。平均寿命は幼くして亡くなった子どもの寿命なども含めた平均ですから、統計的に見れば高齢になるほど平均寿命を超えて長生きするといえます。

このことを踏まえて改めて平均余命に着目すると、85歳時点の平均余命は男性が6・48歳、女性が8・60歳、90歳時点の平均余命は男性が4・38歳、女性が5・74歳です。現時点で85歳の男性は平均してあと6年半ほど長生きし、女性は8年半ほど長生きする可能性が高く、90歳の男性はこの時点からさらに4年超、女性は5年半以上長生きする可能性が高いというわけです。

平均余命を見ると、平均寿命を超えた人がその後もさらに長生きしていることがよく分かります。

要介護の期間は男性約9年、女性約12年！

平均寿命、平均余命に続いてもう一つ大切な言葉に健康寿命があります。健康寿命とは心身ともに自立した状態で、健康的に生活できる年齢のことです。すなわち平均寿命から寝たきりや認知症など介護が必要な期間を差し引いた年数になります。2000年にWHO（世界保健機関）が提唱して以降、平均寿命以上に健康寿命という考え方が注目されるようになりました。

厚生労働省の情報提供サイトe-ヘルスネットのデータによると、日本人の健康寿命は2019年時点で男性が72・68歳、女性が75・38歳です。同年の平均寿命が男性81・41歳、女性が87・45歳とあり、その差は男性で8・73年、女性で12・07年になります。つまり平均して男性で約9年、女性は約12年間介護が必要な期間が発生しているということです。

半世紀で平均寿命が20年延びたとはいえ、そのうち10年は寝たきり要介護状態であるとすると、手放しでは喜べません。人生において10年は決して短い時間ではなく、介護を行う側の負担も考えると、やはり暗い気持ちになってしまうデータです。

同調査では2001年のデータも比較されており、その時点では男性の平均寿命が78・07歳、健康寿命が69・40歳で寝たきり期間は8・67年、女性の平均寿命は84・93歳で健康寿命が72・65歳、寝たきり期間は12・28年という結果でした。その後、年ごとに多少の増減はあるものの、この差はほとんど変わっていません。20年間平均寿命が延び続ける一方、健康寿命の問題も注視されてきたのにもかかわらず、改善が見られているとは言い難いのが現状です。

80歳以上の4人に1人が要介護状態に

これらの客観的なデータは明確な傾向を示しており、決してひとごとのように考えて楽観視すべきものではありません。現役世代で忙しく、寝たきりになった先のことまで考えられないという人も、自分がきっとそうなると考えて備えておくことは必要です。

2021年における、厚生労働省の「介護給付費等実態統計月報」と総務省の「人口推計月報」の10月データを基に算出すると、年代別人口に占める要支援・要介護認定者の割合は80歳以上で26・4％（約4人に1人）、85歳以上で59・8％（約5人のうち3人）となっています。平均寿命に達する前に、非常に高い割合の人が自立した生活が難しくなり、その確率は数年で飛躍的に高まっていくのです。

介護が必要になると、それまでのように一人で好きなときに好きな場所に出掛けたり、好きな物を食べたりなど自由な生活がしにくくなります。思うように過ごせない日常生活は、それだけでＱＯＬ（生活の質）を大きく下げる原因になります。生活の自由が制限されるだけではありません。介護が必要になるということは、介護費や医療費などに多くのお金が必要になるということです。

公益財団法人生命保険文化センターの「２０２１年度生命保険に関する全国実態調査」によれば、介護に要した費用（公的介護保険サービスの自己負担費用を含む）のうち、一時費用の合計額は平均して74万円でした。これは、介護のためのバリアフリー工事や介護ベッドの購入費用などを指しています。一時費用は介護度が上がるにつれて増えていく傾向があり、要介護５では１０７万円と最も高額です。

もちろん、介護にかかる費用は一時費用だけでは済みません。むしろ毎月のランニングコストのほうが負担感は大きいといえます。同センターの調査によれば月々に支払った介護費用の平均は１カ月あたり８・３万円でした。月々の費用の分布を見ると「15万円以上」が16・３％と最も多く、次いで「1万〜2万5千円未満」（15・３％）、「2万5千円〜5万円未満」（12・３％）、「5万〜7万5千円未満」11・５％とバラッキが見られます。

介護費用は長期の負担

また介護度が上がるにつれて費用が増えるのは、一時費用も月々の費用も同様です。要介護度別で見ると月々の費用が最も少ないのは、要介護度が最も低い要支援１の人で４・１万円でした。要介護度が上がるにつれて費用負担が増え、要介護５では最も高額の10・６万円となっています。

要介護の期間が長くなればなるほど、毎月の費用はそれだけ大きな負担になります。健康寿命を過ぎてからの年月が男性で約９年、女性で約12年ということを考えると、決して楽な話ではありません。介護は数週間～数カ月などの短期間で済むことはなく、ほとんどの場合数年単位～10数年単位の長期間続くのです。

仮に要介護度５の状態で５年間、介護が必要になった場合は一時金の１０７万円に加えて、月々10・６万円の介護費用が必要になります。実に介護だけで７４３万円もの費用が必要になってしまうのです。

老後に必要となる費用は、介護費用だけではありません。医療費も重要です。一生涯にいくら医療費を使っているのかあまり意識しない人が多いと思いますが、医療費は決して無視できる金額ではありません。

厚生労働省が公表している生涯医療費には各年代で必要になる医療費から、一生の間に必要な医療費までが示されています。それによると生涯で必要とする医療費は約2800万円にも上ります。実際には医療費は現役時代が主に3割負担、高齢者になると収入に応じて1~3割負担になるため患者が全額を支払うわけではありませんが、それでも医療費だけで数百万円~1000万円近くもの金額が必要になります(厚生労働省2019年度生涯医療費)。

生涯医療費の約6割が65歳以上で必要に

また当然のことながら、医療費はすべての年代で均等にかかるわけではありません。一般的に高齢になるほど健康上の問題が出てくるため、医療費も人生の後半になるほど負担が大きくなります。厚生労働省の「2019年度生涯医療費調査」によれば、医療費は65歳以降に増え始めて75～84歳頃ピークに達します。生涯医療費のうち65歳未満で必要となる医療費は42％に過ぎず、65歳以降で58％と６割近くの医療費を使っているのです。

しかも、支える側の現役世代が減って支えられる側の高齢者が増え続けるため、社会保険財政の悪化を受けて医療費も介護保険も国民の負担は年々増えています。高齢者の医療費もかつては全員が定率１割負担でしたが、今は現役並みの所得がある場合は３割負担となっています。また介護保険の保険料は、介護保険制度ができた２０００年は全国平均２９００円程度だったものが、20年以上経過した現在は全国平均で６０００円を超えるなど倍以上に増加しました。

このように高齢期になると身体機能が低下することに加えて、医療費や介護費の負担が大きくなり経済的にも厳しい状況になる人が増えてくると考えられます。

無策のまま高齢期を迎えるのは危険！

実際に２０１９年には、高齢期の経済的な問題についてまとめた金融審議会市場ワーキング・グループによる報告書「高齢社会における資産形成・管理」で、一般的な夫婦世帯で老後資金が約２０００万円不足すると指摘した、いわゆる「老後資金２０００万円問題」が世間を騒がせました。

この報告書では日本の長寿化に触れ、現在60歳の人の約4分の1が95歳まで生きるという試算を紹介するなど人生１００年時代が現実のものとなりつつあるとしています。そのうえで実際の金額はライフスタイルなどによって変わるものの夫65歳以上、妻60歳以上の夫婦の無職世帯では毎月の不足額平均は約5万円であり、老後の20年間で約１３００万円、30年間では約２０００万円の金融資産が必要としました。

さらにはアメリカの75歳以上の高齢世帯は現役時代から積極的に資産運用を行った結果、この20年ほどで金融資産を約3倍に増やしているのに対して、日本の同年代の高齢世帯の金融資産はほぼ横ばいと対照的であることも指摘しています。このようにさまざまな背景を整理しつつ、全体の主張としては就労の継続や支出の削減、さらには資産運用などによる自助を促す内容になっています。

この「老後資金が２０００万円必要」という部分が強調されることで、あたかも自助を促すメッセージというとらえ方がされ、報告書は批判の的になりました。最終的に金融庁は事実上の撤回を余儀なくされ、火消しに躍起になる始末でした。

この報告書に対する賛否はともかく、老後になれば否応なしに医療費や介護費など、現役時代にはあまり気にならなかった費用が大きくのしかかってくることは事実です。日本人の寿命が急速に延びているなかで、無策のままで高齢期を迎えることのないよう、危機意識をもって備えることは非常に重要です。

高齢化トップクラスの県で生活習慣病の診察をして分かったこととは

なんの備えもなくして高齢期を迎えることに対して、私が警鐘を鳴らすのには理由があります。私は糖尿病や動脈硬化症に関連する生活習慣病、骨粗しょう症を中心とした運動器疾患を専門とした内科医として島根県に開業して以来、多くの患者の治療にあたってきました。

島根県は全国的に見て高齢化トップクラスの県です。２０２０年度の国勢調査によれば、全国の高齢化率が28・6％に対して島根県は34・2％と平均を大きく上回り、全国4位となっています。内閣府の２０２０年版高齢社会白書によれば、日本の高齢化率は２０３６年には33・３％に達して国民の３人に１人は高齢者になる時代が到来するとされています。このことから考えると島根県は、やがて訪れる日本の未来像ともいえるのです。

そのような超高齢県で日々、診療にあたっている私が痛感するのは、健康なうちに自分自身のメンテナンスを怠ったせいで手遅れになってしまう人があまりにも多いということです。私が普段接するのは病気の患者がほとんどですが、その多くが病気をひとごととしてとらえてきていたのだと感じています。病名を告知されると「まさか、自分がそのような病気になるなど信じられません」という人が大半なのです。人間はやがて年を取って体の自由がきかなくなり、病気になるリスクも上昇することを誰もが頭では理解しています。しかし頭では理解していても、本当に自分事として病気や加齢をとらえられる人はごく一部に限られているのです。

私の専門領域である骨粗しょう症と動脈硬化による合併症は、いずれも突然起こる病気です。発症したら体には大きな負担がかかりますし、ＱＯＬが大きく低下します。また要介護状態になってしまう主要な原因の一つでもあります。

もちろん病気を発症する患者のなかには、まったく本人に原因がない人もたくさんいます。しかし生活習慣病と呼ばれる病気は、自分自身の生活を振り返ると病気の原因となる行動が潜んでいることも少なくありません。動脈硬化にしても骨を含めた運動機能についても、あとから「もっと気をつけておけば病気を防ぐことができたかもしれない」と後悔することが実に多いのです。

現代ではピンピンコロリなど滅多にない

私のクリニックを受診している患者で「自分はピンピンコロリが理想だから生活習慣など気をつける必要はない」というのが口癖の人がいました。体が動く元気なうちにやりたいようにやって、それができなくなったときにコロリと死ぬ、体を悪くしたあと長生きする気はないというのです。私はいつも彼に、今の時代そんな死に方をする人はまれであること、後遺症などが出て思うようにならない体で長生きすると非常に苦労することなどを伝えていましたが、あまりピンとこない様子でした。彼は糖尿病や高血圧、高コレステロール血症など生活習慣病をいくつも患っていました。またお酒もたばこも大好きで、禁煙などまったくするつもりがないということでした。

彼は60代でしたが農業に従事していて、毎日体を使って仕事をしているため体には自信がある様子でした。医師である私の目から見れば改善すべき生活習慣がたくさんあったのですが、患者本人にその気がなければいくらアドバイスをしても暖簾に腕押しです。私は日々の身体状況の経過を追いつつ、患者自身が自分で生活を改善する気になるのを待つしかありませんでした。

いくつか病気をもっているなかでも特に糖尿病が悪くなっていました。しかし検査の数値を見る限りでは状態が悪化しているものの本人は自覚がないため治療もどこかひとごとで、通院もしたりしなかったりという状態でした。

ところがあるとき、彼は心筋梗塞を起こして救急車で搬送されたのです。かろうじて命が助かってからはいっさい「ピンピンコロリが理想だ」とは言わなくなりました。そしてたばこもやめて、病気になる前とはまるで別人のように食事のバランスや定期的な通院など、健康状態に気をつけるようになったのです。

健康に気をつけるようになったことは非常に良いことですが、残念ながら一度心筋梗塞の発作を起こしてしまった彼の心臓は完全には元に戻りません。そのうえ、一度心筋梗塞をした人は再発リスクがグンと上がります。またいわゆる血をサラサラにするための抗凝固薬やコレステロールの薬をはじめとして、服用しなければならない薬が増えてしまいます。さらに彼は好きだった仕事もできなくなってしまいました。また、当然のことながら治療にはお金も時間もかかります。

心筋梗塞を起こして以降、彼の口癖は「もっと早くちゃんと治療しておけばよかった」に変わりました。しかし、いざ本当に病気になってからどれほど後悔しても時すでに遅しなのです。彼が心筋梗塞を起こす前に食生活や睡眠、運動などの生活習慣の改善に取り組んでいたとしても、１００％病気を防ぐことができたとは限りません。しかしそのリスクは大きく減らすことができたはずです。

一度病気になると負のスパイラルが続くことも

病気の予防を怠って一度大きな病気になってしまうと、そこから先は負のスパイラルがスタートします。病気によって体が不自由になって運動ができなくなり、運動をしないことによって体力が低下してさらに病気になりやすくなるという出口のない連鎖が続くのです。

さらには気持ちの面でも病気は大きな影響を及ぼします。例えばそれまで自由に外出したり趣味を楽しんだりしていた人が病気によって外出が不自由になったり趣味を楽しめなくなり、気持ちが塞ぎがちになるということはよくあります。そのため、治療に前向きに取り組むこともできなくなってしまうのです。

高齢期になると病気が多くなりますが、そこにはメンタルも大きく関わっていることを日々、痛感しています。例えば現役時代、仕事に夢中になっている間はあまり体の不調に意識が向くことはないかもしれません。しかし仕事に熱心な人であればあるほど、退職後にガクッと体力も気力も衰えて、大きな病気になってしまうことがあるのです。もちろん退職してからもアクティブな人もいますが、反対に一気に活動量が低下して診察室に来た時点でまったく覇気がない人もいるのです。

医師は病気の患者を治すことが仕事ですが、実は最大の医療は病気にならないこと、つまり予防です。私の専門分野は特に予防医学に近い領域なので、このことを非常に強く実感しています。

しかし、現状の医療制度では個々の医療機関が予防に力を入れることが難しい仕組みになっています。なぜなら医療機関へ支払われる診療報酬は、患者に病名がついてその病気を治療するために投薬などの処置をして初めて費用を請求することができるからです。つまり病気の前段階で病院を受診しても、できることは限られているのです。

だからこそ、大切なのは個々人の意識であり、行動です。病気になってから「こんなはずじゃなかった」と後悔する前に、一人ひとりが意識を変えていくことが不可欠なのです。

このように現代では将来的に高い確率で介護が必要になりますし、誰もが年齢を重ねるほど病気のリスクは上昇します。そして年を取ってから健康を失って後悔しないためには、現役時代の今から意識を変えることが欠かせません。

もし、すぐに具体的な行動に取りかかるのは難しいと感じていても、できることは必ずあります。現役時代は仕事も忙しいですし、育児や家事など仕事以外にもやることはいっぱいですから、自分の健康のために時間を使いたくてもなかなか思うようにいかないのは無理のない話だと思いますが、少しずつでもできることを始めるべきなのです。

不摂生な生活で100キログラムを超えていた勤務医時代

忙しくても、たとえすぐにはうまくいかないとしても、意識を変えさえすれば行動を起こすことはできます。私自身がそのことを身をもって経験しました。

私は今でこそ筋トレやトライアスロン、ボディメイクなどに取り組んでいて、クリニックでの診療と並行して自分自身もアクティブに過ごしています。しかし最初からこのようにアクティブだったわけではありません。実は勤務医時代は不健康の代名詞のような生活を送っていて、身長が人並みなのに体重はなんと100キログラムを超えていたのです。

勤務医の生活は自分で強く意識しなければ、非常に不摂生になりがちです。学会や講演で年に3~4回は海外へ行くほか国内の出張も多く、年間100回は飛行機に乗っていました。病院にいるときは外来診療を行いつつ当直をこなし、ほとんど家に帰らなかったのです。病院にいても学会に行っていても忙しいことは間違いないのですが、歩いたり走ったりなど体を使う忙しさとは異なります。むしろ講演会などで地方に行けば自由に行動することはできず、すべて手配された車で移動するなど自分自身で歩く機会は極めてまれでした。

　またコロナ禍以前は毎晩晩酌をするほか毎週のように仲間との飲み会もありました。体を積極的に動かすことなく外食でカロリーばかり摂取して、気づけば最大で１０３キログラムまで太ってしまったのです。この頃は本当に体を動かすことがおっくうでした。体が重くて少し歩けば息切れがするため、マラソンや筋トレどころではありません。しかもそのような体で患者に対しては健康指導をしていたのですから、今思えば説得力に欠けていただろうと自分であきれてしまいます。

　当時から自分でもなんとかしなければいけないことは分かっていましたが、仕事の忙しさを言い訳に現状を変えることなく何年も経過していました。しかし、そのような生活に転機が訪れたのです。２０２０年、私はより地域住民の近くで、地域の第一線で患者の健康寿命を守りたいと考えて、長年勤めた大学病院を辞めてクリニックを開業しました。

　大学病院という大きな組織のなかで診療していたときと異なり、地域では私は一人の医師として患者と向き合うことになります。総合病院では患者は医師ではなく病院を選んで受診してきます。一方で地域のクリニックは、そこにいる医師個人を選んで患者はやって来るのです。

このことを考えたときに、患者は果たして不摂生を続けていて不健康になった私から健康指導を受けたいだろうか？と自問自答したのです。私だったらそのような医師から健康指導を受けるなどごめんです。医師自身が食事管理や運動を実践して、自分自身の健康管理ができていて初めて、アドバイスにも説得力が出ると思うからです。

多忙でも発想を変えれば運動ができる

私は一念発起して、自分自身の健康管理に取り組みました。開業当時は勤務医時代に負けず劣らず忙しかったのですが、忙しさを言い訳にしていてはいつまでも現状を変えることはできません。そこでまずは意識から変えていったのです。

当時の私は確かに多忙ではありましたが、医師の仕事は基本がデスクワークであり患者の診察時は絶えず座っていました。ということは発想を変えれば、仕事中は頭を使っていますが体は使っていないのですから、休憩時間に体を使って多少疲れたとしても問題はないはずです。

そこで仕事前や休憩時間に歩くことを始めました。まずは昼休みの30分を目標に歩き始めたのです。最初の頃は長く歩くことができずにすぐ息が上がってしまいましたが、それでも続けていくうちに次第に疲れなくなり、昼休みだけではなく朝も歩けるようになりました。歩けるようになったら今度は車通勤をやめて歩いて通勤するようにしました。そのうち少しずつ自転車に乗ったりジョギングしたり、プールにも行くようになりました。最初は数10メートル泳ぐのも大変でしたが、今では2時間泳いでもまったく疲れません。

体が軽くなってくるとどんどん動きやすくなり、ますますアクティブになる好循環が生まれます。結果として私は30キログラム以上の減量に成功し、今では朝起きてクリニックで仕事を始める前に10キロメートル前後ランニングして、さらに筋トレまでするようになりました。また常に身近にトレーニンググッズを置いておき、空き時間に筋トレをするようにもしています。私自身の体づくり・健康のためにフィットネス・トレーナーの勉強もしています。自分自身で運動や食事に向き合った結果、最近では患者の生活指導だけでなく、ボディメイクのアドバイスもしています。

私の外見があまりに変わったので、大学病院時代から知っている患者からは病気を心配されるほどでしたが、実際は健康的に体を絞っていったため、勤務医時代よりもはるかに快適な毎日を過ごしています。

100キログラムを超えていた私が40歳を過ぎてから運動を始めても、これほど大きな変化を得ることができたのです。誰にだって絶対に良い変化が起こります。私は糖尿病、動脈硬化の専門医ですので、生活習慣をどのように改善すれば健康になれるのかは知っています。しかし、知っているだけで行動に移さなければ、かつての私のように結果を得ることはできません。そのためにまず必要なのは、少しだけ自分の意識を変えてみることです。

多くの人がピンピンコロリを願いつつも、統計を見る限りほとんどの日本人はその願いを叶えることができません。だからこそ平均寿命だけではなく、健康寿命を延ばす視点が欠かせません。人生120年時代をいきいきと過ごすため、今この瞬間から意識と行動を変えるのです。そうすれば、やがて来る未来に大きなメリットがもたらされることは間違いありません。

第2章

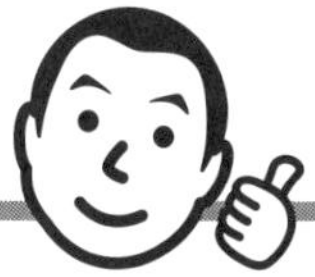

「長生き＝幸せ」ではない！

経済的自立と心身の健康を両立する「太生き」とは

太く長く生きる「太生き」という生き方

自分らしく幸せに生きるためにはできるだけ自立して生活できる期間を長くすること、つまり健康寿命を延ばすことがなによりも大切です。健康寿命を延ばすと同時に、どのように生きるかについて私が提唱しているのは、単に長く生きるだけではなく「太く生きる」ことです。私は「太生き」という言葉を、歳を重ねても心身が健康で経済的にも自立している生き方を指してよく使っています。ただ長く生き続けることだけを目的にしてしまうと「細く長く」というイメージになりかねませんが、私は最後までしっかりと「太い状況」で生ききることが大事だと考えています。

自分らしさを大切にして、やりたいことをやり、生きている時間を最大限に楽しむ「太く長く」過ごす生き方は、実現可能であり、新しい幸福な人生の形です。そして社会全体を明るく健全にすると私は信じています。超高齢社会にある日本だからこそ、高齢者一人ひとりが太く生きるという意識をもって人生を存分に生きてほしいと思うのです。

過去を後悔する患者になってほしくない

私が太生きを提唱するようになったのは、健康に気を使わないまま高齢者になって病気になり、望むような人生を送れなくなる患者を数え切れないほど診てきたからです。病気になって私のところにやって来る患者たちは、診察室で「本当はもっとしたいことがあったのに、病気のせいですべて台無しになってしまった」と不自由になった生活を嘆きます。そうした病気、特に生活習慣病と呼ばれる病気の多くは、患者自身の生活になんらかの原因が見つかることも少なくないのですが、それを後悔しても残念ながら後の祭りです。

高齢期を支える健康の土台をつくるには、まだ病気になっていない現役時代から意識と行動を変えていかなければなりません。30代～50代の現役時代からどっしりと揺るがない健康の土台をつくり、それをできるだけ長く維持していって初めて太生きが実現するのです。

太生きを実現するには、現役時代の今から健康寿命を延ばすための努力が必要です。

定年後になってから、あるいは高齢期になっていざ病気を発症してから慌てて健康になろうとしても手遅れであることが少なくありません。まだ体が元気で動ける今こそ、将来に向けて行動するための最適な時期なのです。

自覚症状がないからこそ恐ろしい生活習慣病

私のところへは日々、糖尿病や骨粗しょう症などの患者がやって来ます。彼らの治療をするなかで強く感じるのは、健康診断などでなんらかの異常を指摘されていても、病院を受診したり生活習慣を改善したりしないでそのまま放置する人があまりに多いということです。

糖尿病や脂質異常症、高血圧、高尿酸血症、脂肪肝、慢性腎臓病など、一般的に生活習慣病と呼ばれる病気は、初期段階で自覚症状がないことがほとんどです。

実際には健康診断を受けてみると、例えば血糖値やコレステロール、中性脂肪、血圧、尿酸値、尿タンパクなどをはじめとしてなんらかの異常が検知されているはずです。しかし本人はこの時点では痛みも苦しみもないため、目の前の仕事や家事、育児などに追われていて受診する機会を逃し、本格的に発病してからや重症化してから受診するということも少なくありません。

生活習慣に基づく病気は、だいたい30歳前後から健康診断で引っかかる人が出始めます。健康診断で少し数値の異常が指摘された頃に対処すれば、その後本格的に発病しないでずっと過ごすことができるかもしれません。反対に、健康診断で指摘されたまま受診せずに放っておくと、やがて発病して取り返しのつかないことになりかねないのです。

30代～50代は最も自分の健康を後回しにしがちな年代

病気のリスクは年齢を重ねるごとに上昇します。例えば糖尿病になる人は40代から増えてきますし、動脈硬化などは50歳前後から増えていきます。しかし40代で糖尿病になる人は、40代で突然体に異常が起きるのではありません。そのずっと前である30代やもっと早い人であれば20代の頃から少しずつ体に異常が起き始めているのです。動脈硬化にしても同様です。50代で動脈硬化を発症する人は、それ以前の30代、40代の頃からきちんと調べれば体にはなんらかの予兆が起きていることがあります。

本来であればその時点ですぐに適切な対処をすることが望ましいのです。ところが30代～50代の現役世代で、具体的な病気がないのに健康を気にして病院を訪れる人は決して多くはありません。仕事で責任が重くなって、通院のために休むのもままならないとか、結婚や出産などライフスタイルの変化によって、自分自身よりも家族のために時間を使うことが多いなどいろいろと事情が察せられます。そうして自分の健康に対する意識がおろそかになり、優先順位が下がっているのです。

そして定年退職後や高齢期に入ると多くの人が健康上の不安や問題に目が行くようになり、現役時代とは打って変わって足しげく病院へ通い始めます。しかし、残念ながら定年退職後や65歳以降になって、発病してから健康に気をつけても遅いのが現実です。もちろん気をつけないよりは何歳からでも健康に気を使ってほしいのですが、現役時代から心身のメンテナンスをしてきた人たちとは健康寿命に大きな差がついてしまうのです。

糖尿病は「万病のもと」だからこそ恐ろしい

すべての病気を完璧に防ぐことは難しいとしても、いわゆる生活習慣病は自分の生活を見直すことで予防できるものです。後悔しないためにも気をつけていくべきです。その生活習慣病のなかでも特に患者数が多く、人生への影響も大きい代表格ともいえるのが糖尿病です。糖尿病は遺伝的な要素もありますが主に生活習慣が乱れることによって発症する病気で、２０１８年国民健康・栄養調査では、糖尿病患者の割合は男性18・7％、女性9・3％です。つまり日本人の7人に1人が発症しているということになります

糖尿病とは血糖値を抑える働きをするホルモンであるインスリンが十分に働かないために、血糖値が高い状態が慢性的に続く病気です。糖尿病には1型糖尿病や2型糖尿病をはじめとしていくつかのタイプがあります。2型糖尿病というのは主に生活習慣などが誘因で発症するもので、日本人のほとんどがこの2型糖尿病です。それ以外には免疫の異常によってインスリンが分泌できなくなる1型糖尿病やステロイド薬に

よる薬剤性糖尿病、妊娠に伴う妊娠糖尿病などがあります。

糖尿病が恐ろしいのは、さまざまな臓器に合併症を引き起こす「万病のもと」だからです。初期のうちは特に自覚症状がありませんが、放っておくと知らず知らずのうちに進行して、やがて取り返しのつかない合併症を引き起こします。

特に腎臓の病気や網膜症などの目の病気は発症しやすく、また神経障害が起こると手足のしびれや痛みなどによって、日常生活に支障が出ることがあります。

糖尿病が引き金となって人工透析に

糖尿病による腎障害は、透析になる原因の第1位です。糖尿病性腎症が進行して腎不全になると人工透析が必要になります。人工透析とは腎臓の働きが低下した際に、腎臓の働きの一部を補う治療法のことです。腎臓は血液をろ過して不要な老廃物などを尿として排出し、体内の環境を正常に保つ働きをしています。腎臓がろ過装置のような働きをしているおかげで、私たちの体は水分量やミネラルバランスなどを適切に保つことができているのです。また、赤血球をつくるホルモンや血圧を調整するホルモンなどさまざまなホルモンを分泌したり、ビタミンDを活性化する働きによって骨を丈夫にしたりなど、人間が生きていくうえで欠かせない重要な役割を担っています。

２０１８年に透析導入した患者約3万８０００人のうち約半数の1万６０００人（42・３％）は糖尿病性腎症が原因です。また日本では透析患者数は年々増加していて、１９８３年末には約5万３０００人だったものが、２０１８年末には約34万人にまで増加しました。厚生労働省が「糖尿病性腎症重症化予防プログラム」を策定するなど国レベルでの取り組みが進められています（厚生労働省重症化予防ワーキンググループ資料）。

腎臓が正常な働きをしなくなった場合、人工透析によって体内に蓄積した余分な水分や老廃物を取り除かなければなりません。現在は透析にもさまざまな方法があり、透析とうまく付き合いながら生活している人がたくさんいます。しかしその一方で透析療法によって多くの制約が生じるため、ＱＯＬが下がってしまいます。

例えば一般的な血液透析であれば、週に3日程度で1回あたり数時間かかる通院をずっと継続しなければならず、日常生活に制約が出ます。最近は夜間透析や腹膜透析、在宅透析などによってライフスタイルにあった治療を選択できるようになりつつあるものの、やはり治療によって時間的に制約が出てしまうことは少なくありません。また透析日が数日間空くと体に不調が出るリスクがあるため、旅行や出張などが難しくなります。

毎日の食事も治療の一環として重要になるため、食事制限や水分制限も必要です。受けている透析療法によって必要な透析食はさまざまですが、カロリーや塩分、カリウムなどにも配慮しなければなりません。

このように糖尿病が引き金になって慢性腎不全などを起こすと、最終的に人工透析が必要になります。腎臓の機能は一度失われてしまうと、元には戻らないことが多いといわれています。そのため慢性腎不全を起こしてしまった場合の治療の目的は、いかに腎不全の進行を予防して人工透析への移行を遅らせるかということになるのです。

失明原因のトップ3位にも入る糖尿病

このほかにも目の障害では糖尿病網膜症があり、進行すると最悪の場合、眼底出血や網膜剥離などによって失明してしまう可能性があります。治療法の開発によって少しずつ失明率は下がってきましたが、過去には糖尿病が失明原因の第1位だったこともあり、今でも失明原因のトップ3位に入っています。

治療法が進んできたとはいえ、網膜症は一度発症すると大変な病気であることに変わりはありません。失明まではいかなくても視界がかすんだり視野が狭くなったり、視力が低下したり、黒い虫が飛んでいるようなものが見える飛蚊症《ひぶんしょう》が起きたりすると、日常生活に大きな支障が出るからです。

また、糖尿病は動脈硬化という血管の病気を引き起こすリスクも高めます。動脈硬化とは血管の内側にコレステロールなどが付着して血管が狭く硬くなり、血液の流れが滞る状態のことです。動脈硬化は心筋梗塞や狭心症、脳卒中の原因となることもあるため注意が必要です。

動脈硬化のような血管の病気に加えて、糖尿病は骨粗しょう症や認知症、歯周病、足病変や足の壊疽《えそ》など多種多様な病気のリスクになることが明らかになっています。つまり糖尿病は全身の臓器に影響を及ぼし、実に多彩な病気の引き金となるのです。

合併症を発症すると完全に治すことは難しい

糖尿病の合併症の特徴は、何年もの蓄積によって引き起こされるため、一度合併症になってしまうと治すことは容易ではありません。仮に合併症の症状を緩和することはできたとしても、ゼロにすることはほとんどできないのです。

例えば糖尿病によって目に合併症が出る可能性がある患者の場合、糖尿病の治療と並行して眼科も定期受診して目に合併症が出ていないかなどをチェックする必要があります。しかし何も症状がないからといって受診をおろそかにしていると、やがては目のかすみや視力の低下、視野の狭まりなどを感じるようになります。

そのときになって慌てて受診しても、すでに合併症が進行していることがあります。症状が進行してから治療を始めると、治療の選択肢が少なくなったり負担の大きな治療が必要だったりすることもあります。さらには手術などを受けても、視力や視野は完全には元に戻らないことだってあるのです。

私のところへやって来る患者で、実際にこのようなケースは頻繁にあります。例えば30代の頃に高血糖を指摘されたある患者は、数年間は治療を続けていましたがその後仕事が忙しくなっていつのまにか病院に行くのをやめてしまいました。血糖値が高いだけで自覚症状がなかったので「そのうち時間ができたら病院に行けばいい」と考えて、受診をずっと後回しにしていたのです。

しかし30代で忙しい人が40代になって暇になることなどほとんどありません。多くの場合、現役時代はずっと忙しく、時間にゆとりができるのは定年退職したあとです。この患者の場合も時間ができたら病院に行こうと思いながらも結局忙しくそのまま放置していて、私のところにやって来たのは治療を中断してから何年も経ったあとでした。

合併症で50代にして不自由な生活を余儀なくされる

ずっと治療を放置していたけれど、最近どうも調子が悪いと感じて受診したという患者を診察すると、血糖値が異常に高いことが分かりました。こうした場合は早急に合併症の状態をチェックすることが必要になるため、すぐに眼科を受診するように促しました。

するとやはり合併症である網膜症が進行していることが分かりました。その後、私のクリニックで継続して治療を続けるうちに血糖値はなんとかコントロールできるようになったものの、一度発症してしまった網膜症のほうはそうはいきません。

網膜症は初期であれば外来通院でレーザー治療などを行うことが可能ですが、この患者の場合はすでにこうした治療法で対応できる時期を過ぎていました。そのため大規模な病院に入院して、手術による治療を受けなければならなくなったのです。手術も1回ではうまくいきませんでした。結局、眼科に何度も入退院を繰り返して手術を受けましたが、それでも思うような治療効果は得られませんでした。

この患者の場合、このときまだ50代の若さでした。50代といえば、本来ならばまだ元気ではつらつとして過ごすことができるはずです。また人生１００年時代だとしても、まだあと半分も人生が残っています。しかし、早い時期から適切な治療を怠ったために、まだ元気でいられるはずの年齢で大きな合併症を抱えて不自由な生活を余儀なくされてしまいました。

このほかにも糖尿病による神経障害で手足のしびれなどが出た場合も、なかなか治療は困難です。神経障害によって起こる症状は多様です。手足にしびれや痛みを感じたり、反対に感覚がなくなったり、こむら返りを起こしたりするほか、顔面麻痺や立ちくらみ、排尿障害、勃起障害、下痢・便秘、発汗異常などがあります。

軽度なものであれば自覚症状だけのこともありますが、放置すれば足の壊疽などの原因にもなります。あるいは自覚症状だけだとしても、神経障害によって仕事に集中できなくなったり夜眠れなくなったりなど、日常生活に支障を来すことがあります。

このような神経障害についても、症状が進むと治療によって緩和することはできたとしても完全に治すことは困難です。長期間高血糖が続いた結果として起きていることですから、完全に苦痛を取り除くことは難しいのです。そのため糖尿病の患者で、神経障害の合併症によって生活に不自由を感じている人はたくさんいます。

インスリンの分泌は一度低下したら元には戻らない

このように健康診断で高血糖を指摘されながら放置したことによって、取り返しのつかない状態になってしまう人は少なくありません。糖尿病の人は適切に治療しなければやがて合併症になるリスクが高いことは分かっているにもかかわらず、それでも治療をしないで放置する人が本当に多いのです。

こうした人たちは健康診断で引っかかったり医師から糖尿病であることを指摘されたりしても、なかなか行動に移すことができません。最初に高血糖などを指摘されたときに生活習慣を変える努力をしていれば、取り返しのつかない合併症にならないで済んだかもしれないのに行動には移さないのです。そして症状がないからといって放っておいた結果、気づいたときには合併症になっていて「どうして自分が」と愕然とするのです。

私は多くの患者から「仕事が忙しくて、通院ができなくなった」という言い訳を耳にします。そのような患者たちは目の前の忙しさに追われてしまい、将来のリスクに目を向けることができなかったのだと思います。

医師からすれば合併症になるべくしてなったような人であっても、本人はなぜか本当に取り返しのつかない状態になるまで「自分は大丈夫」と思い込んでいます。これこそ、自覚症状がないまま進行する生活習慣病の恐ろしさだといえます。

一度発症してしまったら元には戻らないのは、糖尿病性腎症や網膜症、神経障害などの合併症だけではありません。糖尿病に関わりの深いホルモンであるインスリンは、一度分泌が低下してしまったらやはり元には戻らないため早期からの管理が必要不可欠です。

血糖値を下げるホルモンはインスリン一つだけ

インスリンは血糖値を下げる働きをするホルモンで、体内の膵臓と呼ばれる臓器から分泌されます。私たちの体内にはさまざまなホルモンがありますが、血糖値を上げるためのホルモンはたくさんあるのに対して、血糖値を下げるホルモンはインスリンただ一つだけなのです。

この理由は、私たちの祖先がどのような環境で暮らしてきたかを考えればすぐに理解できます。人類は長く狩猟・採集で生きながらえてきており、糖分を口にするのは果実や木の実が中心でしたが、これは採集の機会が限られていました。日本に稲作が伝わったのはせいぜい３０００年ほど前のことで、長い人類史上においてそれはごく最近のことです。人類が生きてきた何万年もの間、糖分というのは極めて貴重な滅多に摂取できない栄養素だったのです。そのため私たちの体は何万年もの間、血糖値が上がるリスクよりもむしろ下がるリスクにさらされ続けてきました。

血糖値が下がると脳に糖分が行かず、生命の危機にさらされてしまいます。そのため私たちの体は血糖値を上げるホルモンをいくつももつように進化してきて、反対に血糖値を下げるホルモンは1種類しかありません。それは人類が進化してくる過程で、血糖値を下げるホルモンはほとんど必要なかったからです。

現代では食生活が大きく変化して、私たちの食生活は糖分に溢れているともいえます。しかし食生活がこの数十年で急激に変わったとしても、私たちの体はすぐには変わりません。そのため相対的に血糖値を上げるホルモンのほうが、血糖値を下げるホルモンよりも働きが勝ってしまうようになっています。だからこそインスリンの働きは極めて重要といえるのです。

膵臓のβ細胞が疲弊したらインスリンも分泌されなくなる

インスリンは膵臓のβ細胞という細胞から分泌されます。このβ細胞の働きが低下すると、インスリンの分泌が低下して血糖値が上昇してしまいます。私たちが食事をとることによって血糖値が上がります。そして血糖値が上がりかけると膵臓のβ細胞からインスリンが分泌されて、血糖値の上昇を防ぎます。これは糖尿病患者であっても健康な人であっても、誰でも日常的に体内で起こっていることです。

食事をとるときに血糖値が上がりやすいものをたくさん食べれば、当然のことながら血糖値は大きく上昇します。その場合、体はインスリンをたくさん分泌して血糖値の上昇を抑えなければならなくなります。血糖値があまり上がらないような食生活をしている人であれば、インスリンの分泌もさほど多くなくて済みます。

しかし血糖値が上がるような食生活を続けている人は、生活のなかで何度もインスリンを分泌しなければならず、やがて膵臓のβ細胞も疲弊していきます。β細胞が疲弊すると、インスリンを分泌する能力もどんどん低下してしまうのです。

β細胞が疲弊してインスリンを分泌する能力が低下すると、血糖値がどんどん下げられなくなっていきます。血糖値が下がらないとますますインスリンの必要性は高くなり、β細胞は疲れた体に鞭を打ってインスリンを分泌する必要に迫られます。

このような状態が続くと、最終的にはアポトーシスといって、膵臓のβ細胞が死滅してしまいます。β細胞が死滅するとインスリンは分泌されないため、体内で血糖値を下げる働きをするホルモンはなくなります。その結果、もう血糖値の上昇を止めることができなくなってしまうのです。

β細胞が死滅する前に手を打たなければ手遅れになる

なお、細胞が死ぬ現象には2通りあります。一つはネクローシス（壊死）といって細菌感染など外部の要因によって死ぬことです。一方でアポトーシス（細胞死）とは細胞自身による自発的な死です。アポトーシス自体は古い細胞が死んで新しい細胞が生まれる代謝の一種であり、体内のあちこちで起きていることですから特別悪いことではありません。しかし、死ぬ細胞が過剰になると新しい細胞をつくり出すのが追いつかなくなるため、アポトーシスもやはり過剰になってはいけないのです。

β細胞が死滅してインスリンが分泌されなくなってから治療を開始しても、死んでしまった細胞を復活させることはできません。もしかしたら将来的にはiPS細胞などによって死滅してしまった細胞を復活させる方法が出てくるかもしれませんが、現在の医療ではそのようなことはできないのです。

そのため生き残ったβ細胞をなんとか有効活用するように薬でサポートするしかありません。しかしそれでも生き残った数少ないβ細胞は、血糖値が高い状態が続くとどんどん死滅してしまい、その結果血糖値が下げられない悪循環が生まれます。

糖尿病の患者に対してはインスリン注射などによる治療を行いますが、インスリン注射はインスリンの働きを補うものであり、β細胞自体を復活させたり、働きを強くしたりするものではありません。例えていうならば、伸びきったゴムはもう元には戻らないのと同じで、β細胞が死滅してしまったら元には戻らないのです。

もしも初期の段階、つまりβ細胞が疲弊はしていてもまだ生き残っている段階で血糖値を下げることができていれば、元に戻すことはできます。膵臓の中にβ細胞は何万個とあるため、その一部が死んでしまっていても全滅する前に対処すれば、まだ打つ手はあるのです。

しかし細胞が全滅してしまったあとでは、基本的には打つ手はありません。例えば30代に健康診断で高血糖を指摘された頃から治療や生活習慣の改善をすれば弱った細胞を元気にすることも可能かもしれません。ところがそれを放置して細胞を疲れたままにしておくと、最終的に細胞は死滅してしまってもう元どおりにはならないのです。

基本的に糖尿病と診断された時点で、β細胞は半分に減ってしまっているといわれています。逆の見方をすれば、β細胞が半分になっているので十分に血糖値を下げることができず、糖尿病になってしまっているともいえるのです。だからこそ、まだβ細胞が生き残っている初期のうちに、しっかりと生活習慣を整えるなど対処することがなによりも重要です。

また、ハーバード大学医学部の研究者であり米国ジョスリン糖尿病センターに所属するGeorge L. King教授により、欧米人に比べてアジア人のほうが糖尿病になりやすい傾向があるという研究が発表されています（ジョスリン糖尿病センターホームページ）。さらに日本人をはじめとするアジア人は欧米人のような肥満に至ることがないとされ、β細胞の性質の違いと関連づけて考えられています。アジア人は、食生活がそれほど乱れておらず欧米人のような肥満になっていなくても、糖尿病になるリスクが高いということであり、特に注意が必要です。

遺伝子のように生活習慣も親から子へ受け継がれる

将来的にはどのような人が糖尿病になるのか、遺伝子検査などによってもっと高い精度で分かるようになるといわれています。しかし現状ではまだそのような予測はできないので、検査で異常な数値が出た段階、できればその前から生活習慣を改善して予防していくしかないのです。

現状で明らかになっている予測因子の一つは、親が糖尿病だったり血糖値が高かったりする人は、遺伝的に糖尿病になるリスクが高いといえます。また親や自分が糖尿病だったり血糖値が高かったりする場合は、自分の子どもも同じようになる可能性があることを知っておいたほうがいいと思います。

糖尿病になるのは遺伝的な素因に加えて、生活習慣が大きく関係しています。そして遺伝が親から子どもへ受け継がれるように、生活習慣も少なからず親から子どもに受け継がれていくものです。幼い時期に家庭で刷り込まれた習慣は、大人になって変えようと思ってもなかなか変えられません。親の生活習慣に否応なく影響されて成長していく過程で、場合によっては良くない食生活や運動習慣が継承されてしまうということがあり得ます。それはまさしく負の遺産とすらいえると私は考えています。

遺伝子を変えることはできませんが、生活習慣は変えることができます。現役世代は子育て世代とも重なります。自分たちの生活習慣が子どもたちの将来に影響する可能性があるということを、肝に銘じておかねばなりません。

痩せているのに糖尿病になる人が増えている!?

このほか最近増えているのは、若い女性などに多い、痩せているのに糖尿病になってしまう患者です。一見して非常にスリムでとても糖尿病の患者には見えないのですが、筋肉量が極めて少なくて血糖値が高いのです。

若いときに食事制限だけで減量した人に多く見られます。そのときは一時的に痩せてきれいになったかもしれませんが、体重と同時に筋肉が極端に減ってしまうため健康上の問題が生じてしまうのです。

体内で血糖値が下がるときは、血液の中にある糖分が消えてなくなるわけではなく、インスリンが血管内にある糖分を肝臓や筋肉、そして脂肪細胞といった血管の外に運び出しています。その結果、血管内の糖分が減って血糖値が下がるのです。

ところが痩せていて筋肉量が少ない人は、糖分を運び出す先がありません。そのためインスリンが糖分を運び出すことができず、結果として血管内に糖分が溜まって血糖値が上昇します。

なお、脂肪萎縮症という遺伝性の病気によって脂肪細胞がつくり出せない人もいます。この病気の人はどれほど食べても脂肪細胞をつくることができないので、太ることができません。その結果、やはり糖分を運ぶ先の脂肪細胞がないため糖尿病になってしまいます。無理な減量によって筋肉量を減らしてしまった人は、脂肪萎縮症の人と同じようなことが体内で起きているのです。

このように痩せているのに糖尿病になってしまう人が、今は非常に増えていると感じています。そうならないためにはしっかり食べ、しっかり運動して、筋肉量も増やさなければなりません。

なお、女性の場合には妊娠時に分泌されるホルモンがインスリンの活動を阻害することで起こる妊娠糖尿病のリスクもあります。痩せて筋肉が少なく、血糖値の上がりやすい女性では、そのリスクがさらに高まることはいうまでもありません。

高齢女性の2人に1人、高齢男性の5人に1人がかかる骨粗しょう症

骨粗しょう症も知らず知らずのうちに進行し、気づいたときには手遅れになってしまう可能性がある病気の一つです。骨粗しょう症は簡単にいえば骨がもろくなって骨折しやすくなる病気です。骨の強さは骨の量と骨の質（骨質）で決まりますが、骨粗しょう症になると骨の密度（骨密度）が減少したり骨の質が悪化したりすることで骨折しやすくなるのです。

一般的に骨は硬くて無機質なものと思われていますが、実際には古くなった骨を壊す骨吸収と新しい骨をつくり出す骨形成が絶えず行われています。骨は一度つくられたらずっとそのまま変わらないわけではなく、体の中で絶えず新陳代謝が繰り返されているのです。

骨粗しょう症の骨は、骨を新しくつくり出すスピードを上回るスピードで骨が破壊されるため、骨の密度が低下してスカスカのもろい骨になってしまうのです。その結

果、ちょっとつまずくといった小さな衝撃だけで骨折したり、気づかないうちに背骨が圧迫骨折を起こしたりすることにつながります。

骨粗しょう症は日本におよそ１３００万人の患者がいるとされる非常に数の多い病気です。特に高齢女性の２人に１人、高齢男性の約５人に１人はかかるといわれています。超高齢社会において、骨粗しょう症は誰がなってもおかしくない病気であり、「まさか私が？」と思っていると手遅れになる可能性があるのです。

まだ症状の出ていない早い段階から骨粗しょう症の検査を受けて、リスクがある場合は予防に努めるべきです。しかし現実には、実際に骨折して初めて病院を受診し、骨粗しょう症と診断されるケースが大半です。骨折したから病院に行ってみてさまざまな検査をすると、骨折の背景に骨粗しょう症があることが分かるのですが、このような人は本来ならば骨折する前から骨の状態を検査して、しかるべき治療や予防をすべきなのです。

私のところにも骨粗しょう症によって背骨が変形し、ひどい人では90度近くも背中が曲がってしまった状態でやって来る高齢者がいます。そのような姿勢で毎日を過ごすことは非常につらいことだと思います。絶えず肺や心臓が圧迫されているので心肺機能が落ちていますし、そもそも何をするにも動きにくいからです。

そのような高齢者と向き合うと、本当につらそうです。私は患者の苦痛をなんとかして取り除きたいと心から思うのですが、基本的に曲がってしまった背骨を治すことはできません。内科医として私ができることは、それ以上骨粗しょう症が進行しないように防ぐことだけなのです。

骨粗しょう症のリスクは年齢が上がるにつれて上昇します。また女性の場合は閉経後に骨粗しょう症のリスクが上がることも分かっています。女性ホルモンであるエストロゲンは骨の吸収を抑制して骨の形成を促す働きがあるため、閉経後に女性ホルモンの分泌量が減少すると骨密度は低下します。

このほかステロイド剤や抗がん剤などの薬剤も骨粗しょう症のリスクを高めます。さらには糖尿病や慢性腎臓病、慢性閉塞性肺疾患などの生活習慣病も骨粗しょう症の原因になることが明らかになっているのです。甲状腺や副腎、ビタミンD不足・欠乏などのホルモンバランスの異常による骨粗しょう症もあり、適切な診断を行ったうえでの早期治療が重要になります。

なお骨粗しょう症の治療は骨密度の測定やエックス線の撮影、骨折リスクの評価などによって進めていくことが大切です。さらに骨密度測定は、どの方法でどの部位の検査をするかも重要です。骨折と死亡リスクの関係においては、大腿骨（太もも）付近の骨折と背骨（椎体）の骨折後は死亡リスクが高いことが分かっています。そのため骨密度測定の部位としては、腰や太もも付近を測定することがガイドラインによって推奨されています。

骨粗しょう症については60代以降の女性に特に増えてくる病気ですが、実際のリスクは40代、50代から高くなり始めます。このような自覚症状がない段階から定期的に骨密度などをチェックして、骨を丈夫にする食事や運動をすることで将来の発症を防ぐことがなによりも大切です。

私のところにはこのように骨粗しょう症によって活動力が低下して、長く生きているのはうれしいけれど自由に動けなくなってしまった患者がたくさんやって来ます。そのような患者と話すたびに、長く健康でいるためには少しでも早く自分の体に向き合うことが大切なのだとしみじみ思い、悔しい気持ちを噛み締めています。

骨粗しょう症は寝たきりになる原因の一つ

患者数が多いだけではなく、骨粗しょう症は高齢者が寝たきりになる原因の一つです。厚生労働省の国民生活基礎調査2019年版によれば、要介護になる原因のトップは認知症で、2位が脳卒中などの脳血管疾患です。そして認知症、脳卒中などに次ぐ要介護の原因が高齢による衰弱や骨折・転倒です。この骨折・転倒には、骨粗しょう症によるものが多く含まれていると考えられます。

骨折自体は若い人でも高齢者でもどちらもしますが、若いときの骨折と高齢になってからの骨折では状況は大きく変わります。若いときに骨折した場合、時間とともにやがて骨は修復されて体や生活は元に戻ります。もちろん痛みがありますが、一度骨折したからといってそのまま寝たきりになったり日常生活に支障を来したりすることはほとんどありません。

ところが高齢者の骨折は、若い人と同じようには回復しません。骨折をきっかけにして身体機能が大きく低下し、骨折自体が治ったとしてもそのまま寝たきりや要介護につながるなど、生活の質が極端に下がってしまうのです。骨折した場所によってどのような影響が出るかは異なりますが、多くの場合はその後の生活になんらかの支障が出ます。

　また骨折によって寝たきりや要介護状態になってしまうだけではなく、高齢者が骨粗しょう症などによって骨折すると寿命が短くなるというデータも出ています（厚生労働省「厚生労働白書」２００６年度版）。この場合の寿命というのは健康寿命のことはもちろんですが、それだけではなく寿命そのものも短くなってしまうことがあるのです。

　骨折が寿命に影響を及ぼす理由はさまざまです。人によっては活動量が低下して外出できなくなり、体力が低下して免疫力が弱まって、肺炎などの感染症によって亡くなることもあります。あるいは座りっぱなしになることによってお尻に圧力がかかって血流が悪くなり、床ずれあるいは褥瘡《じょくそう》と呼ばれる皮膚のただれが生じ、そこから感染症になってしまうこともあります。

　あるいは骨粗しょう症による圧迫骨折が原因で背中が曲がった状態になってしまい、心肺機能の低下や胃腸障害が起こることにより、寿命に影響を及ぼすこともあります。

痛みがなく骨折する「いつのまにか骨折」とは

一般的に骨折は強い痛みを伴いますが、骨粗しょう症による圧迫骨折にはまったく痛みを感じないまま進行するものがあります。これは「いつのまにか骨折」と呼ばれていて、この状態になると特に痛みを感じた覚えがないのに、レントゲンを撮ってみると背骨が折れていることがあるのです。背骨の圧迫骨折は全体の約7割が無痛性のいつのまにか骨折で、痛みを感じないままに進行するといわれています。

いつのまにか骨折を起こすと、背中が曲がってきたり身長が縮んだりなど姿勢が変形してしまうことがあり、決して体に良い状態とはいえません。なぜなら体が曲がることによって心臓や肺などの内臓が絶えず圧迫されることになり、心臓や肺の機能が低下するからです。

このような状態になると運動機能も低下しますし、腹部にかかる圧力も高くなるので便秘になったり食べた物が逆流したり、誤嚥を起こしやすくなったりさまざまな不調につながります。また内臓などへの影響だけではなく、本来であれば体を支える役割を果たす背骨が変形することで、慢性的な腰痛や背中の痛み、肩こりなどにもつながります。こうした状態が続くことによって健康寿命も寿命そのものも短くなってしまうのです。

このように体のあちこちに影響を及ぼす可能性がある背骨の圧迫骨折ですが、一度曲がってしまった背骨を再びまっすぐにすることは基本的にはできないため、注意が必要です。

「骨折ドミノ」「くりかえし骨折」とは

病気は二度三度と繰り返すことがしばしばあります。例えば、一度心筋梗塞や脳卒中を起こした患者は、その後同じ病気を再発するリスクが高いため血糖値、悪玉コレステロール値、血圧などを厳格に管理する治療が必要になります。骨粗しょう症においても同様で、一度骨折を起こした患者はその後二度目、三度目の骨折を起こすリスクが高いことが知られています。このことを「骨折ドミノ」、「くりかえし骨折」と呼んでいます。したがって、万が一骨折をしてしまったとしても、次の骨折に備えて十分な検査と治療を行う必要があります。

椎体の「いつのまにか骨折」を起こしたあとにも、次の骨折を起こすリスクは高いことが知られています。骨粗しょう症の患者のなかには、複数個の椎体が無症状で折れている方もしばしばおられます。そういった患者の特徴は、椎体骨折が起こることにより身長が若いときに比較して2~4センチメートル低下していたり、姿勢の変形で猫背になっていたりします。そういった方は是非一度、検査を受けることをおすすめしたいと思います。

コレステロールの蓄積が動脈硬化を引き起こす

糖尿病や骨粗しょう症などのほか、コレステロール値の増加も知らず知らずのうちに体をむしばみ、気づいたら手遅れになっている状態の一つとして注意が必要です。コレステロールも単に健康診断などで数値が高いことを指摘された段階では、自覚症状は何もありません。しかし放っておくとコレステロールが血管内にどんどん蓄積されていき、やがて動脈硬化症を引き起こしてしまうことがあります。

心臓の血管に動脈硬化が起これば狭心症や心筋梗塞に、動脈硬化が脳の血管に起これば脳梗塞や脳卒中につながります。あるいは大動脈に起これば大動脈瘤という、即座に命に関わる病気を引き起こす原因となります。

狭心症は心臓に血液を行き渡らせる血管が狭くなり、心筋が血液不足になって酸欠になってしまう状態です。初期は症状がありませんが、進行すると胸の痛みや動悸などの症状が表れます。狭心症は心筋梗塞に移行するリスクもあります。心筋梗塞は心筋が酸素不足になって、壊死してしまう病気です。突然死などを引き起こすこともあるなど、発症したら命に関わる可能性もあるのです。

脳は多くの酸素や栄養を必要とする器官です。その脳に栄養と酸素を送る血管が狭くなることで十分な栄養や酸素が届かなくなると、脳の神経細胞が壊死して脳卒中が起こります。脳卒中には血管が破れて起こる脳出血やくも膜下出血などが含まれますが、脳卒中のなかでも血管が詰まって起こるものが脳梗塞と呼ばれます。

さらに大動脈瘤は、全身に血液を送り出す血管である大動脈の壁が膨らんで大きくなる病気です。膨らんだ大動脈を放置すれば破裂するリスクがあり、場合によっては即座に命に関わる可能性も考えられます。

知らず知らずのうちに進行する動脈硬化

心疾患と脳血管疾患はいずれも日本人の主要な死因の一つです。2020年人口動態統計月報年計の概況によれば、日本人の死因の第1位はがんで全体の27・6%を占めています。次いで心疾患（15・0%）、老衰（9・6%）、脳血管疾患（7・5%）となっていて、心疾患と脳血管疾患などの循環器系の病気を合わせると死因の25・2%となっています。また死因の上位であるだけではなく、寝たきりや要介護状態になる原因としても特に注意が必要であることが知られているのです。

このようにコレステロールが溜まっていって動脈硬化を起こすと、やがては深刻な命に関わる病気を発症するリスクが高まります。しかしコレステロールが溜まっていく過程では、何も自覚症状を感じることはありませんから、知らず知らずのうちに動脈硬化は進行していってしまうのです。

動脈硬化の仕組みとしては、水道管の中にゴミが溜まりやがて詰まってしまう状態に似ているともいえます。水道管の中にはいくつものゴミやヘドロが流れていて、そのゴミが少量のときは水で流されていきます。ところが水道管の中を流れるゴミの量が多くなったり、長い時間をかけて水道管の内部にヘドロがこびりついたりしていくと、やがては水が流れなくなって詰まってしまいます。

動脈硬化は血管の中でこれと同じことが起きているのです。血管の中に漂っているコレステロールが血管の壁にこびりつき、少しずつ血液の通り道を塞いでいきます。どれくらいのスピードで血管を塞いでしまうかは、血液の中にあるコレステロールの量によって変わってきます。コレステロールの値が高ければ高いほど、速いスピードで血管の中にコレステロールが付着していくと考えられます。

なお、遺伝的にコレステロールが高い家族性高コレステロール血症という病気があります。遺伝子の病気のためこの病気の患者は生活習慣にかかわらず、若いときから非常に高い数値で高ＬＤＬコレステロール血症が認められます。健康な人であれば１００㎎／dL程度のコレステロール値が、家族性高コレステロール血症の重症例では８００㎎／dL程度まで高くなることもあるのです。この病気の患者の場合、深刻なケースでは10歳くらいの子どもであっても心筋梗塞になってしまうことがあります。あるいはそこまで深刻なケースではないとしても、この病気の患者は男性であれば30

代後半から、女性は40代後半から心筋梗塞が増え始めるのです。軽症例も含めると日本人の３００人に１人程度といわれており、比較的頻度が高いと報告されています。

家族性高コレステロール血症患者の心筋梗塞は生活習慣が原因ではありませんが、コレステロールが動脈硬化へどれほど影響があるかを考えるときにとても分かりやすい病気です。この病気の患者はごく普通に生活をしているだけでも、コレステロールが高くなると動脈硬化を起こしてしまい、その結果として若い年齢から心筋梗塞のリスクが高くなります。若くして突然死をするケースを聞いたことがあるかもしれませんが、そのような人のなかには一定数、高コレステロール血症などのケースが含まれている可能性があると考えられます。

蓄積されたコレステロールは治療をしても取り除けない

早くから生活習慣の改善に取り組んだほうがいい理由は、動脈硬化も進行してしまうと治療が難しいからです。血管の壁に付着したコレステロールは時間とともにどんどん血管の壁を厚くしていきますが、蓄積してしまったコレステロールは治療をしても取り除くことはできません。基本的にコレステロールは、ただ蓄積していく一方です。

コレステロールが溜まっていくとプラークと呼ばれる山のような塊ができます。このプラークは、例えるならば半熟卵のようなジュクジュクしたものです。そしてそのプラークがあるとき突然破裂するのです。破裂したプラークは血管の中を塞いでしまうため、血液が流れることができなくなって急性の心筋梗塞などを引き起こします。

コレステロールが付着し始めたごく初期の頃であれば、治療によってコレステロールをはがすことができる場合もあります。あるいは取り除くことはできないとしても、そこから先の進行を防ぐことは可能です。しかし長年にわたって蓄積したコレステロールはもはや取り除くことはできません。コレステロールが付着すればするほど血管の中は狭くなっていきますから、やがては血液の通り道はごくわずかになってしまい、そうした状態が続いた結果、命に関わる病気を引き起こしてしまうのです。

動脈硬化の進行具合は、エコー検査などによってすぐに調べることが可能です。頸動脈という首の血管をエコーで調べると、血管の厚みやプラークの有無を調べることができます。首の血管にプラークがあればほかの部分にもある可能性が高いため、このエコー検査によって調べることができるわけです。

50代で動脈硬化を指摘された人は30代から血管に異変が起きている

動脈硬化は50代から増えていきますが、仮に50代で動脈硬化を指摘されたとしたら、実際には30代、40代の頃から少しずつ血管内にコレステロールは付着しているはずです。そのため50代で動脈硬化を指摘されてからではなく、30代40代のうちから予防的に生活習慣を整えることが必要です。

例えばコレステロールには累積ＬＤＬという考え方があります。ＬＤＬコレステロール（ＬＤＬ-Ｃ）とは悪玉コレステロールのことです。累積ＬＤＬ-Ｃとは、動脈硬化などのリスクはこのＬＤＬ-Ｃの数値掛ける年数で決まるという考え方です。例えばＬＤＬ-Ｃが２００㎎／dLの状態が10年間続いているならば、２００×10＝２０００がその人のリスクの大きさとなります。動脈硬化のリスクを減らすためには、このＬＤＬ-Ｃ掛ける年数によって導き出される積の値を減らすことが重要です。

食事や運動、禁煙などによって生活習慣をきちんとコントロールしてきた人はこの値が小さくなるためその分リスクは小さくなります。しかし、何年も放置してきた人がこの積を小さくしようとしても年数を下げることはできません。それ以上拡大するのを少しでも抑えることしかできないのです。また、いざ動脈硬化から心筋梗塞などを起こしてしまってからではできることが限られてしまいますし、心臓の機能も完全には元に戻りません。だからこそできるだけ早いうちからＬＤＬ-Ｃの値を下げ、トータルで人生におけるＬＤＬ-Ｃ累積の値を下げることが大切になります。

　コレステロールが高くても自覚症状がないため、健康診断や医師から指摘されても対処しないまま何年も過ごしている人は決して少なくありません。例えば動脈硬化がかなり進んでから、あるいは実際に心筋梗塞になってからコレステロールの高さを指摘された患者に話を聞くと「30代からコレステロールが高いと言われていた」というケースがとても多いのです。

　このような人は何年も前から食事の改善や運動をするように医師から言われていたにもかかわらず、忙しさなどを理由に放置していった結果として深刻な状態になってから病院に運ばれてくるのです。こうした患者を診るたびに、症状に表れないことがいかに対応を遅らせてしまうのかを痛感せざるを得ません。

病院での治療は病名がついてからスタートする

生活習慣が原因となってさまざまな数値が乱れる人は、30歳前後くらいから健康診断で指摘されることが増え始めます。もちろんどの年代でも健康診断で異常が見つかることはあります。しかし、早くに指摘された人であれば早い分だけ、大きな病気を発症するのが前倒しになるリスクがあります。

健康診断で問題が発見されただけのときは、まだ病院を受診しても本格的な治療が始まらないこともあり得ます。本来であればまだ病気を発症していない段階から医師が関わって、しっかり生活習慣の改善に取り組むことが大切なのですが、残念ながら今の医療制度はそのような仕組みになっていません。

医療保険制度では基本的に病名がついて初めて治療がスタートするため、その前段階のいわゆる未病の段階では、食事に気をつける必要があるといったような一般的なアドバイスだけで終わってしまうことが多いのです。

私は患者とのコミュニケーションをとても大切にしているため、まだ薬物治療などが必要ではない患者が健康相談に来ることもよくあります。その場合は特に薬などを処方することもなく、日々の生活の様子や食事、運動などについて具体的にアドバイスをしていますが、このようなことをすべての医療機関で実施するのは現実的には難しいです。

だからこそ患者が自分自身で少しでも早く健康に興味をもって、今日からでも生活習慣を変えていくことが大切です。健康診断で血糖値やコレステロールの異常を指摘されたときは、まだ病気を発病していない段階かもしれません。しかしそのまま放置しておいてなんらかの症状が出てから慌てて病院を受診しても、時すでに遅しということがあるのです。

多くの人が勘違いをしていることは「健康はあって当たり前」ということです。若くて体が元気なうちは自分自身が健康であることがどれほど貴重なことか、実感が湧かないと思います。しかし健康で元気な体は、あって当然のものではないのです。本当に大切なものは失われて初めて気づくといいますが、健康がまさにこれに当てはまると私は考えています。

医師とのコミュニケーションは副作用ゼロ

糖尿病で人工透析が必要になった人や骨粗しょう症で姿勢が変形してしまった人、あるいは心筋梗塞を起こした人は、病気になる前の体に完全に戻すことはできません。さらには日常生活を維持するためには多くの薬が必要になり、場合によっては1日3回、大量の服薬が必要になるケースもあります。

そのような薬漬けの生活は、患者自身の気持ちをネガティブにします。私のところにやって来て、薬を減らすことができないかと訴える患者もいます。しかし一度大病をした患者の場合、薬を減らすことは簡単ではありません。そのためどうしても、残りの人生ずっと薬と縁を切ることができないまま、過ごしていくよりほかはないのです。

なお、私が特に患者とのコミュニケーションを大切にする理由の一つは、私が「医療＝薬」とは思っていないことも関係しています。病院やクリニックは基本的に薬を処方したり検査などをしたりしなければ、国から診療報酬を受け取ることができません。

しかし私は薬を処方するだけが医療ではなく、人を診るのが医療だと考えています。そのときに役立つのは〝会話〟です。患者と会話をすることで体の状態をよりよく把握することができますし、なにより会話は副作用ゼロだからです。会話によって患者が健康について考えるきっかけができて、患者自身が生活習慣などを整えるための行動を起こしてくれるのが最も良いと考えています。

太生きには経済的自立も必要

私は長生きではなく太生きを提唱していますが、太生きを実現するには健康だけでも十分ではありません。もちろん健康は極めて重要なものであり、すべてのベースとなるものです。しかし、人生の最後までやりたいことをやり抜くためには、健康だけあれば十分とはいえません。

太生きを実現するには健康と同時に経済的にも自立していることが必要です。一般的に高齢期になるほど医療や介護に大きなお金が必要になります。また何歳になっても自分のやりたいことをやるためには当然資金が必要です。そのため健康と経済的自立は両輪であり、どちらか一方が欠けても成立しないのです。

そして健康と経済的自立を両輪として、さらにいくつかの要素も必要です。太生きに必要な要素とは、健康と経済的自立に加えて人脈（人間関係）や物、情報、時間などです。これらを総合的に考えると、太生きを実現するために必要なリソースは「ヒト・モノ・カネ・情報・時間・健康」であるといえます。これらの要素を合わせてこそ、太生きが実現すると私は思っています。

「ヒト・モノ・カネ・情報」というリソースは、経営資源に必要なものとして挙げられることがよくあります。人によって優先順位が異なるかもしれませんが、これらのリソースは基本的に生きていくうえでどれもが必要な要素です。私が提唱しているのはこれらのリソースにさらに時間と健康を加えたものです。

時間と健康はもともとあったものが少しずつ失われていく

時間と健康はほかの4つのリソースとは少し性質が異なります。

人脈や物、お金、情報などは、もともとはなかったものをあとから獲得していく類のリソースです。一方で時間と健康は、生まれたときには誰もがもっていて、そこから少しずつ失っていくものです。もちろん人によって寿命の長さは異なりますし、病気をもって生まれる人もいます。しかし多くの場合もともともっていたものが徐々に失われていく点で、時間と健康とほかの4つのリソースとは大きく異なります。

同時に時間と健康については、自分自身がそのようなリソースをもっていることを意識していない人が多いという共通項もあります。実は時間も健康も本当に貴重なリソースであるにもかかわらず、自分がそのような財産をもっていることを意識しない人が大半です。

さらに細かく見ていくと、時間と健康にも違いがあることが分かります。それは時間がどのようなことをしても増やすことができないのに対して、健康は自分自身の努力次第で向上させることができるという点です。

この違いは非常に大きく、健康はすべての人にとって土台となる重要なものであるうえに、努力次第で増やすことができるのですからこれを活かさない手はありません。

ヒト・モノ・カネ・情報・時間のすべてのリソースは健康でなければ有効に活用する

ことができないからです。病気になればやりたいことができなくなりますし、時間もお金も治療のために使わなければならなくなります。また人間関係や情報の活用にも制約が出てくることもあるはずです。つまり、太生きに必要ないくつかのリソースのうち、最も重要なものは健康だともいえるのです。

また、ヒト・モノ・カネ・情報・時間はビジネスのリソースとしてだけではなく、健康のリソースでもあります。私たちは友人や職場の同僚に影響を受けることが多いと思います。健康を維持するために、どのようなヒトと友好関係を築くのか、どのような集団に身を置くのかも大切です。モノについても、例えば自動車よりも自転車を選ぶなど、便利さを追求するよりもあえて不便なものを選ぶことによって健康を維持できる場合もあります。有限であるカネや時間は健康に投資することができます。特に、忙しくそして子育て世代で出費が多い30代〜50代の方は、健康投資のためのカネや時間を確保する意識をもっておく必要があります。今の世の中、健康に関する情報は溢れています。なかには商品のプロモーションや、個人的な感想があたかも医学情報であるように受け取れるものもあります。正しい情報を選択することは健康に寄与しますが、逆に間違った情報は健康を阻害することにもなりかねません。

どれほど長くなったとしても、やがては誰もが寿命が尽きるときがやって来ます。多くの人がピンピンコロリを望んだとしても、それを実現できる人は少数で、どこかで必ず要介護など人の手を借りなければならないときが来るのです。だからこそ私は早くから備えて、一人でも多くの人に健康寿命を延ばしてほしいと考えています。それは健康を失ってからではなく、定年退職後に時間ができてからでもありません。まだ体が元気な今からやるべきなのです。そうすることによって、ポジティブに年齢を重ねることができます。それこそが私の提唱する太生きそのものでもあるのです。

人生を豊かにする掛け算思考

太生きを実践するなかで、私が大切にしている考え方の一つに「掛け算思考」があります。掛け算思考とは、２つ以上のものを掛け合わせることによって、新しいアイデアなどを生み出す思考方法のことです。この考え方は私自身も実践しています。

一部のスポーツ選手や芸術家などは、一つのことを極めることで成果を出していきます。しかし私を含めて普通の人には、このようなやり方が難しいことがあるのです。

そのようなときに役立つのが掛け算思考です。一つのことを突き詰めるだけではなく複数のスキルなどを掛け合わせることで、自分ができることや楽しめることを増やしていくという発想です。

例えば私は糖尿病の専門医ですが、ほかにも動脈硬化や内分泌といった複数の専門医資格をもち、骨粗しょう症の認定医でもあります。糖尿病や動脈硬化などの生活習慣病や骨粗しょう症などの運動器の病気は、どれも密接な関係をもっています。動脈硬化は脳や心臓の病気につながりますし、糖尿病は血管の病気だけではなく骨粗しょう症や認知症など万病のもとといわれているからです。

私はいくつかの専門領域を掛け合わせることによって、より多くの患者を専門的に治療できるようになりましたし、地域でのオンリーワンとなることもできました。こうした知識を活かして今は日々の診療だけではなく、各地で講演なども行っています。さらには経営やマネジメントを学ぶためにＭＢＡ（経営学修士）も取得し、医療に経営や経済的な視点も加えて患者にアドバイスができるようにもなりました。

骨粗しょう症の研究を始めたのは当時の上司の誘いによるもので、自分から積極的に選んだわけではありません。しかし結果としてこの経験は、私自身を大きく成長させてくれました。糖尿病の研究だけではなく骨にも着目した研究は珍しく、数々の賞を授与されることにもつながったからです。

この掛け算の思考は太生きにつながる重要なポイントです。

私が太生きについて打ち立てている2本柱が健康と経済的自立ですが、これも掛け算の思考に通じます。どちらか一方に限りが見えても、もう一方を伸ばすことで総量を増やすことができ、それによって、限られているほうで新たに伸ばす可能性が生まれることもあります。

掛け合わせる内容は趣味でも仕事に関係することでもなんでもいいのです。趣味であればスポーツや旅行、アウトドア、手芸、料理、絵画、音楽などいろいろありますが、一つのことにとらわれずさまざまなことにチャレンジすることで人生がアクティブになります。そのようなアクティブな日々の連続が、太生きにつながってくるのです。

第3章

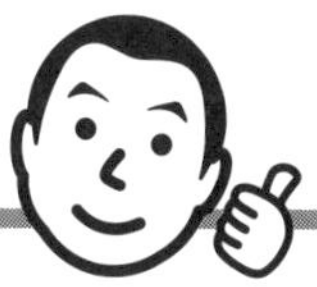

お金と健康は表裏一体

ＭＢＡの学位を有する医師が説く経済的自立

高齢期の生活は思ったよりもお金がかかる

人生120年時代に健康寿命を延ばすことと同じくらい大切なことは、何歳になっても経済的に自立するということです。なぜなら私たちは生きている限りお金が必要であり、年を取ってからは若い頃に思っていた以上に健康状態を維持するのにお金がかかるからです。

日本は国民皆保険制度があり、また現役時代はあまり頻繁に病院に行くこともないため医療費が大きな負担だと感じることは少なくなっています。しかし私たちの体は年齢を重ねるほど病気のリスクが高くなり、重症化したり慢性化したりします。実際に生涯医療費の約6割は、65歳以上の高齢期に費やされているのが現状です。

高齢者になってからの医療は若い頃と比べて慢性化・長期化するという特徴もあります。若いときは例えば風邪を引いたり、虫歯になったりなどさまざまな体調不良があったとしても基本的に一過性の体調不良であることが多く、治療によって健康を取り戻すことができます。

これに対して高齢者になってからの体調不良や中高年になってからの生活習慣病などは、その後ずっと長期にわたり、時には一生涯その病気と付き合っていかなければなりません。まして、高齢化がますます進むため、医療費の負担割合も今よりも増えることが予想されます。高齢者になってからは多くの人が年金を中心とした収入で暮らすため、限られた年金収入における医療費の負担感は、現役世代のときには想像もできないほど大きなものだといえます。

新薬や高度な治療は治療費も高額の傾向が

寿命が延びている背景には医療の進歩や高度化があります。医療の進歩は日進月歩で、さまざまな新薬や高度な先進医療が登場しています。それ自体はとても喜ばしいことですが、新薬や高度な医療は一般的に医療費も高額になりがちです。

新薬は画期的な効果が期待できるものがある一方で、近年価格の高騰も話題になっています。新薬はどうしても開発費がかかるため、薬が高額化する傾向があるのです。開発から何年も経って特許が切れた薬にはジェネリックも登場し、薬代を抑えることができます。しかし登場したばかりの新薬にはジェネリックなどもないため、薬代を抑えることができないのです。

薬の値段は公定価格で政府が決めるものですから、現場の医師にはどうすることもできません。そのため患者に効果の高い新薬を使おうとすれば、どうしても医療費が高額になります。すると医療費がネックになってベストな治療を受けられない患者も出てきます。

本来であれば健康とお金は天秤にかけることなどできないものです。健康は何ものにも代え難いものですから、お金とどちらが大切かなどと比べるものではないからです。しかし現実問題として治療費が払えなければ、払える範囲の治療をせざるを得なくなります。実際に私は日々の診療のなかで、金銭的なことが理由でベストな治療が受けられない患者に数多く遭遇してきました。

効果の高い骨粗しょう症治療薬は薬代だけで1回1万5000円も

例えば２０１４年には抗がん剤のオプジーボが発売されました。オプジーボは発売当初、1瓶100ミリグラムで約73万円と高額なことからも話題になった薬です。度重なる薬価の引き下げで現在は発売当初よりも大きく値段が下がっていますが、それでもいまだに100ミリグラム約15万5000円と高額な薬の一つです。この薬を1年間使うと、自己負担の3割の部分だけでも数百万円の治療費がかかることになります。実際には患者の自己負担を一定額に抑える高額療養費制度などを使うことができますが、それでも実際の自己負担は数十万円にはなると考えられます。

骨粗しょう症の治療薬でも効果が高い半面、値段の高い薬があります。例えばイベニティという薬は骨形成を促進しつつ骨量の減少を抑えて、骨密度を増やして骨折を予防する効果がある薬です。いくつも種類がある骨粗しょう症治療薬のなかでも骨密度を高める効果が高く、また毎日服用するのではなく病院で月に1回注射するタイプの医薬品です。効果の高い薬ですが薬剤費が高く、3割負担の人で1回あたり自己負担が薬代だけで1万5000円程度かかります。

糖尿病の治療薬では近年オゼンピックという治療薬が注目されています。この薬は2型糖尿病の治療薬ですが、体重を落としながら血糖値をコントロールする効果が期待できる薬です。投与によって平均して、体重が5、6キログラム程度減少するとされています。減量しながら血糖値をコントロールできるので、肥満によって糖尿病になっている人にとってはとてもメリットの大きな薬です。また、当然のことながら体重が減ることによって、糖尿病だけではなく高血圧や高コレステロールなどの病気にも良い影響が期待できます。

このようにメリットの大きな薬ではありますが、治療費もそれなりにかかります。病院での診察代と薬局で支払う薬剤費を合わせて、1回あたりの自己負担額は1万円を優に超える金額になるのです。1回あたりの自己負担額が1万円を超えるとなると、金額がネックになって治療を継続できない患者も出てしまいます。

しかも糖尿病は慢性疾患ですから、基本的に生涯にわたって治療や服薬を継続することが必要です。治療費が数万円することが1回だけであればなんとかなるかもしれませんが、毎月ずっと、それが何年も続くとしたら医療費が大きな負担としてのしかかることになります。

予防がメインになる骨粗しょう症治療は効果を実感しにくい

もう一つ、患者が高額な治療を続けるのが難しい理由の一つに、私の専門とする領域が予防医学に近い領域だということがあります。例えば骨粗しょう症の治療目的は、骨がもろくなって骨折することを防ぐことがメインです。つまり患者はまだ骨折しておらず、自覚症状が何もないなかで治療を続けなければならないというわけです。

これが仮に骨折してからそれを治すために必要な治療費であれば、今現在の強い痛みが治療によって緩和されるなど効果を実感できるので、治療費を支払うモチベーションにもなります。しかし骨粗しょう症の予防では、骨の状態が良くなっているか悪くなっているかは検査をして数値を見て初めて把握できるものであり、患者自身は何も自覚がありません。そのため良くなっているか悪くなっているか実感を得られない治療に、毎月何万円も支払うことが難しいと感じてしまう患者が出てくるのです。

その結果、次第に病院へも足が遠のいていき、治療を中断してしまう人が出てきます。治療を中断してしばらくは何も起こらないかもしれません。しかしあるとき突然骨折してしまい、その骨折によって寝たきりなど要介護につながるかもしれないのです。

「いちばん安い薬で治療してください」という患者

実際に、危機意識がないためお金を出ししぶり、結果的に悪化して取り返しのつかない状態になったり、かえってお金がかかったりして後悔する患者の例は後を絶ちません。例えば糖尿病で合併症が出てしまった患者がいました。その患者は体重も非常に重く、肥満体型でした。そのため血糖値をコントロールすることと併せて、体重も減らしていかなければならなかったのです。

この患者は、まだ合併症が出る前の段階で受診しました。私はこの患者には減量効果と血糖値のコントロール効果の両方を併せもつ新薬がベストだと思ったので薬の説明をして服用を勧めたのですが、その患者は薬の服用を拒みました。理由は値段が高いからでした。そうして、薬代を払う十分な金がないためいちばん安い薬で治してほしいと言うのです。

私はそのとき、はい分かりましたとその患者の要望を受け入れることができませんでした。なぜならその人の場合治療には減量することが必要だったのですが、食生活などを聞く限りでは、薬の力を借りずに生活習慣だけで減量できるようには思えなかったからです。しかもその患者は安い薬しか飲めないほど経済的に困窮しているかというと、必ずしもそうとはいえないようにも感じました。なぜなら診察室に入るなり、非常に強いたばこの臭いが漂っていましたし、胸のポケットからはたばこの箱がのぞいていたからです。

　問診をしながら患者にどのくらいたばこを吸うのか聞いたところ、１日あたり１箱は吸っているということでした。仮にたばこが１箱５００円だとすれば、１日１箱で１カ月あたり１万５０００円になります。また、患者の食生活を聞いたところ、毎食非常に高カロリーな食事をたくさん食べていることも分かりました。つまりこの患者は自分の健康のためにかけるお金はありませんが、たばこや高カロリーな食事にかけるお金はあるというわけです。

　いろいろと治療や薬の必要性を説明したものの、どうしても患者の意思は固く、ベストな治療薬を使うことにはなりませんでした。その結果、やはり減量が成功せずに血糖値もコントロールできず、合併症が出るまで進行してしまったのです。この患者の場合は糖尿病網膜症の合併症が出て、そちらの治療も思うように進まず最終的に手術が必要になりました。

糖尿病は血糖値が高いだけでは痛くも痒くもなく、病気が進行しない間は検査をして数値で良くなった、悪くなったという判断しかありません。そのため患者にとっては自分自身の体の状態を自覚しにくく治療に真剣になれず、非常に残念な結果になってしまったのです。

この患者のケースでは本当にお金がなくて治療費が出せないというよりは、優先順位のなかで食事とたばこのほうが健康よりも高かったということです。もともとの発想として健康はタダであるという考えが根底にありました。本来タダである健康を維持するために、毎月1万円以上も払うのはバカバカしいと考えたのかもしれません。

同様のケースはほかにもたくさんあります。ただ、いずれも患者の認識不足と楽観的な自己判断が大きな要因であるとはいえ、もし彼らに十分な経済的余裕があれば考え方も変わっていたのではないかと思うことも少なくありません。

そのため、私は経済的な充足と健康は表裏一体であると思っています。そして医師として伝えるべきは健康の問題だけではなく、経済的な問題も一緒に患者に伝えていくべきだと強く感じています。

健康は無料ではないし、あって当然でもない

なぜだか分かりませんが、特に日本人は昔から「お金＝悪」というようなイメージがあり、お金の話をすることをあまり良しとしない文化があります。特に医者や教師などの職業の人間が、お金のことを話すと嫌がられるようにも感じます。しかし昨今は学校教育においても金融教育が導入されるなど、お金の話を悪とする文化は過去のものになりつつあります。

医療は人の命を扱う領域ですから、特にお金の話をタブー視しがちかもしれませんが、私はそのような考えは間違っていると思います。なぜなら健康とお金の問題は表裏一体で、太生きを実現するには経済的基盤が必要なのは明らかだからです。

多くの人が勘違いをしていることに「健康は無料である」ということがあります。

もちろん病気をもって生まれる人もいますが多くの場合、健康は生まれたときからあ

り、その後長い年月をかけて少しずつ失われていくため、健康があるのは当たり前と勘違いしている人が非常に多いのです。

しかしそれは大きな誤解です。健康はあって当たり前ではありません。ましてや無料でもありません。健康を維持するためには健康診断を受けたり定期的に受診したり、あるいは体に良い物を食べたりフィットネスジムに通ったりなど、それなりにコストがかかるものなのです。しかし健康にはコストがかかることを理解している人は、残念ながら多くはないのが現状です。

開業をきっかけにMBAを取得

私が太生きのためには健康寿命の延伸だけではなく、経済的自立が必要だと考えるようになったのはMBAを取ったことも関係しています。そもそも私がなぜMBAを取ろうと考えたかというと、開業にあたって経済も含めた幅広い世の中の仕組みを知り、医療従事者の慈善に頼らない持続可能な健康社会を創りたいと考えたからです。もちろん誤解を恐れずにいえば、医師は世間の常識を知らないことがよくあります。もちろん人一倍勉強して医師になっていますから、病気のことや治療のこと、患者の体のこと、薬のことなど専門領域の知識は豊富です。しかし病院という極めて特殊な世界のなかだけで過ごしていると、どうしてもどこかしら世間とずれてしまうことがあるのです。

私自身がそうでした。ずっと診療と研究をしてきたので、自分の専門領域の知識や経験については誰にも負けない自信があります。しかし、ほかのことはどうかというと、例えば自分が処方している薬がどのような流れでどのようなルートを通って、どのような薬局を介して患者の手に渡っているかなど知らないことだらけだったのです。あるいは単に知ろうとしていなかっただけでした。

しかしいざ開業すると、患者や地域と密接につながっていることを実感させられます。医薬品のメーカーや流通を担う卸、処方せんに基づいて調剤をする薬局などとの連携もより深くなるのです。治療は私一人、あるいは私のクリニックだけで完結するのではありません。医薬品の流通を含めた受診から調剤の大きな枠組みのなかの一つとして、私のクリニックも成り立っているのです。これらのことを総合的に考えた結果、医学だけにとどまらない幅広い知識が必要と考えました。

ＭＢＡの学びを通じて多様な視点で患者を診られるように

実際にＭＢＡの勉強を通じて、それまでとは異なる視点で患者を診ることができるようにもなりました。ＭＢＡでは大まかにいえばビジネス全般を学びます。お金だけではなく人や物の流れを学びますし、マネジメントやリーダーシップなども学びます。私が学んだＭＢＡスクールでは、最初にクリティカルシンキングについて学びました。クリティカルシンキングとは論理的・客観的に考えて、自分自身の行動や考え方を客観的に分析して振り返る思考法などのことです。

例えば健康というキーワードに対しては、健康というビッグワードを分解していくと、患者自身がなんとなく健康だと感じている感覚的な健康から検査数値の改善などの具体的な健康までさまざまにあると思います。また別の角度から分解すれば、一口に健康といっても肉体の健康から精神の健康までやはりいくつかあるはずです。さらに肉体の健康といっても内臓や運動機能などいろいろあります。このように問題を小さく分解していくことで、問題の本質を探していくのです。

これを患者の生活習慣指導に当てはめると、体のために良い生活習慣をどうして身につけられないのか原因を探す手掛かりにもなるはずです。患者が生活習慣を改められないのは考え方の問題であったり、別の健康上の問題だったりさまざまな要因があります。そしていくつかある問題のうち、やはり経済的な要因は無視できない問題といえるのです。

経済レベルと健康レベルには相関関係がある

経済と健康の関係は、国家のレベルで考えても同じことがいえます。国全体があまり豊かではない場合、国民の疾病リスクが高かったり寿命が短かったりすることがよくあります。あるいは豊かな国のなかでも、富裕層と貧困層では健康格差があることが知られています。当然のことながら経済的に余裕がある人ほど栄養状態が良く健康的な環境で生活し、高度な医療サービスを享受できるのです。

例えば食事を考えてみれば、経済的に余裕がない人は新鮮な食材を買う代わりに添加物を多く含む安い加工食品を食べる傾向が強く、またジャンクフードなどで済ませることも多いと思います。これに対して経済的に余裕がある人は、新鮮な肉や魚、有機野菜、果物、無添加の調味料など体に良い食材を選ぶことができます。

また、経済的に余裕がある人はお金を払って会員制のジムに通うことができますし、お金の制約なく必要な医療サービスを選ぶこともできます。あるいは本や雑誌などを読んで、健康に関する正しい情報を得ることもできるはずです。今、この本を読んでいる読者は、知識や健康に投資する意識とそれだけの経済力があると考えることもできます。

そして本からなんらかの知識を得て、その知識を活用してさらに健康になるはずです。一方で健康に関する本などを買う余裕がない、あるいは仕事や目の前の生活のことに手いっぱいでそうしたことに興味をもつゆとりがない人は、知識を増やしてより健康になることがしにくくなります。このように経済レベルと健康レベルには、無視できないほどの相関関係があるのです。

国家の健康レベルが高まれば、働くことなどを通じて社会に参画する人、あるいは仕事をもっている人の割合（有業率）がアップします。さらに病気による欠勤なども減って、労働生産性が向上します。

反対に健康レベルが低くなれば仕事に支障が出て、有業率や労働時間、生産性なども下がります。つまり健康な人ほど経済的に裕福になれる可能性が高くなるため、国民が健康なほうが国全体も豊かになると考えられます。

高齢になっても自立している人が多いほど、医療費や介護費を安く抑えることが可能です。そのため国民の健康改善政策を実施することは、極めて経済効果が高い投資だといえるのです。超高齢社会を迎えた日本では、労働力の減少が大きな問題となっています。自立して元気な高齢者が増え、その結果として年齢を重ねても社会参画できる人が増えれば、労働力減少の問題も少しは改善されるはずです。このように国民一人ひとりが健康であることは国の財産であり、国力そのものといってもいいのではないかと私は考えています。

健康にも投資の概念が必要になる

昨今、主に若い人たちの間で仕事やお金に縛られない自由な生き方として「ＦＩＲＥ」が注目されるようになりました。ＦＩＲＥは「Financial Independence,

Retire Early」の頭文字を取った言葉です。早期のリタイアと経済的自立を目指すＦＩＲＥでは、資産運用を前提としています。すでにもっている金融資産に投資して、そこから得られる利益によって生活するという考え方です。

早期のリタイアを目指すＦＩＲＥはともかくとして、私自身はすべてにおいて投資という考え方はとても大切だと思っています。私が考える投資とは、何も株式や有価証券などの投資だけに限りません。今現在もっている健康に対して将来のために投資することも、立派な投資の一つです。

私は健康においてもＦＩＲＥ「Fitness Independence, Resume Early」が重要であると提唱しています。将来的な健康的自立を目指して、早期から始める（再開する）という考え方です。健康な動ける30代～50代のうちに健康に投資して、いつまでも自立した生活を送れるようにするということです。経済的自立を目指すＦＩＲＥ×健康的自立を目指すＦＩＲＥで経済的にも肉体的にも自立して、是非とも太生きを目指していきたいものです。

時間も健康も無限にあるものではありません。どちらも少しずつ減っていくものです。しかし、健康は自身でコントロール可能なものであり、そのための投資の発想を通じて増やすことができるのです。

手術前の体力が手術後の回復度合いに関係する

高齢者がなんらかの手術を受けなければならなくなったとき、手術前に体力がない人や筋力が弱い人、動作に支障がある人などは圧倒的に手術後の回復の成績が悪いことが分かっています。体力や筋力がある人の手術後の回復度合いに比べると、ない人のほうが手術後の回復が明らかに遅いのです。

最近では２０２０年の「Journal of Cachexia, Sarcopenia and Muscle」（12月21日）に英国バーミンガム大学のLeigh Breen氏らの研究結果が掲載され、術後の安静で体力が弱るのを未然に防ぐために、術前に十分な期間をつくってトレーニングをし、筋力をつけるのが効果的だとまとめられています。このような、健康の先行投資ともいえるような発想が広がってきています。

このため最近では、実際に手術前にリハビリを受けさせる病院もあるほどです。かつては手術後には安静を保ち、状態が落ちついてからリハビリをスタートしていました。しかしその後、早期のリハビリが手術後の回復に効果的であるとされるようになり、手術の翌日や早いときには手術当日からリハビリを行うようになりました。さらに最近ではもう手術前からリハビリを行うべきだという流れが出てきたわけです。

仮に手術前にリハビリをする時間がある病状であれば、これは有効な手段の一つだと思います。しかしなかにはリハビリをする時間的猶予がなく、緊急に手術をしなければならないケースもあります。

そのようなケースで体力がない人に手術を行うと、手術後は病気や怪我自体は手術で治ったとしても身体機能が低下して寝たきりになってしまうことがあります。本来であれば寝たきりになるような手術や病気ではなかったはずなのに、体力や筋力がないせいで寝たきりになってしまうのです。日頃から体力を維持していた人とそうでない人の差が、このようなシーンでも明らかになってしまいます。

入院してたった3日で数年分の筋肉量を失うことも

私たちの体は年齢を重ねると年に1、2%は筋肉量が低下するといわれています。

また高齢者が入院して病院のベッドに寝ていると、さらに速いスピードで筋肉量が低下することも分かっています。例えば肺炎などになって入院してベッドに寝たきりでいると、入院して３日間で３～５％の筋肉量が低下するともいわれています。たったの３日で数年分の筋肉量が低下するとしたら、これは恐るべきスピードです。

だからこそ普段から筋肉量を維持することが重要です。もともと10しか筋肉量がない人が５％減ってしまうのと、もともと１００の筋肉量がある人が５％減るのとでは、その後の活動度がまるで異なるからです。これはお金で考えるとより分かりやすくなります。年収１００万円の人にとっての５万円と、年収１０００万円の人にとっての50万円とでは、同じ５％といっても生活に与える影響はまったく違います。もし、どうしても一定の割合で減っていくのだとしたら、元の数字をしっかり確保しておくことがとても大切なのです。

今ある資源を大切にして将来に向けて投資するという発想についても、お金に例えてみると想像しやすくなります。例えば積立投資で30代からコツコツ投資して60歳を迎えるのと、60歳になった時点でそれと同じだけの金額をまとめて投資するのとでは、出す金額が同じでもまったく意味が異なることは想像できると思います。

時間や健康についても、30歳から健康のために1日30分費やしていた人が元気に60歳を迎えるのと、60歳になった人が元気になるために32万８５００分費やすこととは、負担も効果もまったく別物です。今日の時間を有効活用することで、将来の時間の価値を上げることはできるのです。時間の使い方は、命の使い方と同じです。自分自身の今日の行動が、将来の命のあり方を変えるともいえます。今日食べた物、今日の行動の連続が、将来の体をつくります。「いつかやる」「いつかできる」ではなくて、今すぐ行動を起こすことがなによりも大切になってくるのです。

第4章

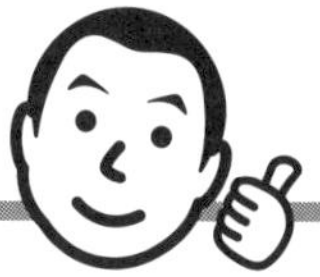

健康で美しい心身を手に入れる
太生き健康習慣

食事と運動で何歳になっても動ける体を目指す

健康寿命を延ばして太生きを実現するために重要な要素は「食事」と「運動」、そしてそれを「習慣化」することです。太生きを実現するには病気にならないだけでは十分ではありません。年齢を重ねてからも自分らしくやりたいことを続けるには、何歳になっても動ける体を今からつくっておかなければなりません。

また、食事と運動のどちらか一方だけ頑張るだけでは十分ではありません。食事だけ減らしていて運動をしなければ、体重は落とせるかもしれませんが筋肉も落ちてしまうため動ける体にはならないからです。筋肉は使わなければ年に1~2%失われてしまう一方で、運動すれば何歳からでも増やすことができます。ならば筋肉という大切なリソースを放置する手はありません。今から運動習慣をつけていけば、何歳になっても動ける体を維持することができるのです。

私は年を取ってから「若いときにもっと運動をしておけばよかった」と後悔する患者を何人も見てきました。だからこそ若いときから筋肉を貯める「貯筋」をして、今ある筋肉を元手として投資し、筋肉の量や自分の体でできることを増やす視点が重要だと思っています。運動を習慣化して年を取っても自然に運動する習慣、意識をつけておくことが大切です。

運動するときは大きな筋肉から鍛えるのが基本

運動によって体を鍛えるときにポイントになるのは、まずは大きな筋肉を鍛えるということです。大きな筋肉を鍛えることによって基礎代謝が上がり、太りにくい体づくりにもつながります。

体の中にある大きな筋肉で代表的なものは下半身と胸や肩周り、そして背中の筋肉などです。また、いつまでも動ける体をつくるためには、下半身と体幹を鍛えておくことが重要です。自分の足で歩くことは健康の基本ですし、転倒による骨折などを防ぐためにはバランス感覚をもっておくことが必要だからです。

効果的に下半身や体幹を鍛えるためにはスクワットが効果的です。スクワットとは、主に下半身を鍛えるウエイトトレーニングの一つで、立った状態からひざの曲げ伸ば

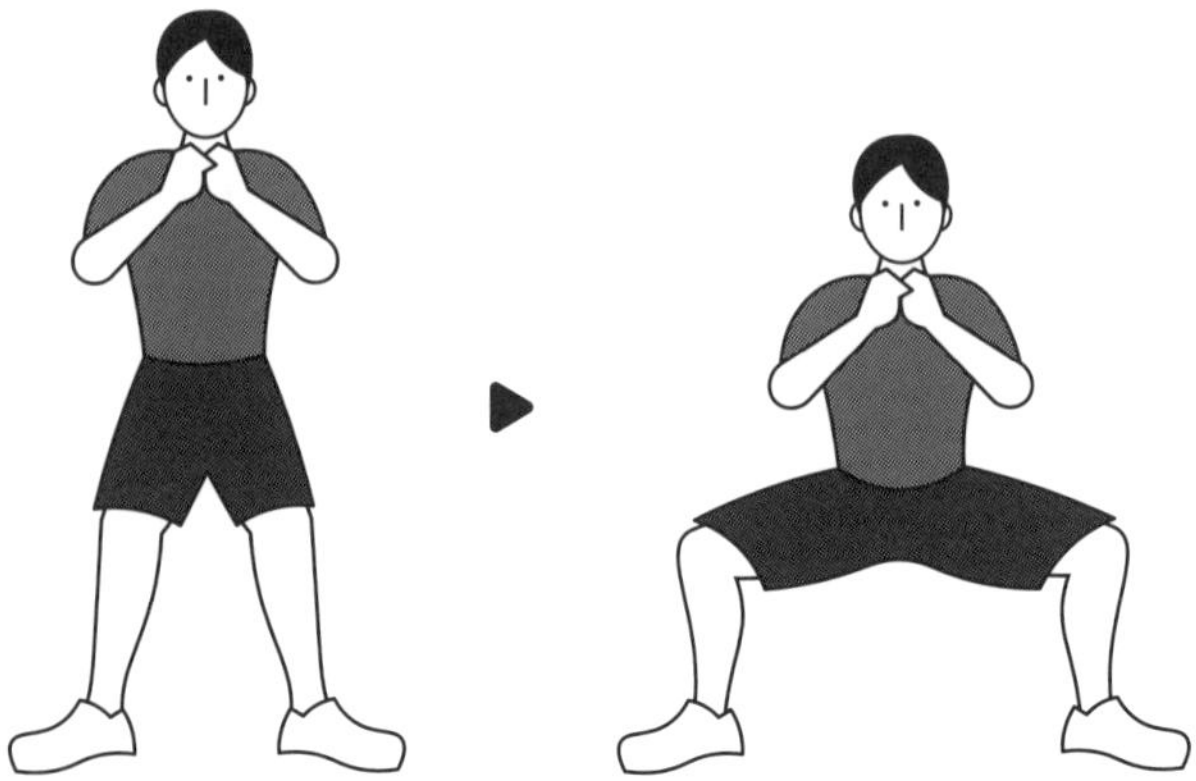

スクワット

しを繰り返します。自分の体重を負荷にして行う自重トレーニングの一つで、フィットネスジムなどに行って特別なマシンを使わなくても行うことができるため、自分のペースでいつでも始めることができます。

【スクワットのやり方】

①足を肩幅程度に広げます

②椅子に座るイメージで、ひざを曲げてお尻を真下に下ろします

※このときひざがつま先より前に出ないように注意します

③太ももが床と平行になるくらいまでひざを曲げたら、再び元の姿勢に戻ります

スクワットはひざや股関節など複数の関節を動かすことができる運動で、一つの動作で多くの筋肉を使います。一個一個の細かい筋肉を鍛えるよりも全身の筋肉を使うことができ、効率的に下半身を鍛えることができます。

また、複数の関節を使って体を上げたり下げたりする運動は、体幹がしっかりしていないとバランスを保つことができないため、普段あまり意識することのない体幹の強化にも効果があるのです。

さまざまなバリエーションのスクワットで下半身を強化

高齢の人や運動に慣れていない人が行う場合は、ハーフスクワットでもいいと思います。ハーフスクワットとは、お尻を下ろす深さを半分にして行うスクワットです。本当ならば太ももが床と平行になるくらいまでお尻を下ろすのがいいのですが、それが難しければその半分の深さまでお尻を下ろしてスクワットしても構いません。自分のペースでお尻を下ろせるところまででいいので、少しずつでも挑戦してみることが大事です。

スクワットにはさまざまなバリエーションがありますので、慣れてきたらいろいろとチャレンジしてみるのもいいと思います。例えば足を広げる幅を変えることによっても、鍛えられる筋肉の場所は変わってきます。足を広げて行うワイドスクワットでは足の内側の筋肉を鍛えることができます。反対に、足幅を狭くすると足の外側の筋肉を鍛えることができるのです。

私自身は毎朝、スタンダードなスクワットをしたあとに、足幅を広げたスクワットと狭めたスクワットをそれぞれ3セット行っています。こうすることによって満遍なく下半身の筋肉を鍛えることができています。

このほか私が患者によく勧めるものにブルガリアンスクワットがあります。ブルガリアンスクワットとは、台や椅子を使って行うスクワットです。足を前後に広げ、後ろの足を台などに乗せてスクワットを行うため、通常のスクワットよりも前の足に高い負荷をかけることになり、より効果的に下半身を鍛えることができます。台はなんでも構いませんし、何もなければ段ボールなどでも代用できると思います。片足に負荷をかけようとしたらもう一方の足が少し上がっているほうがやりやすいため、後ろの足が高くなっていれば大丈夫です。

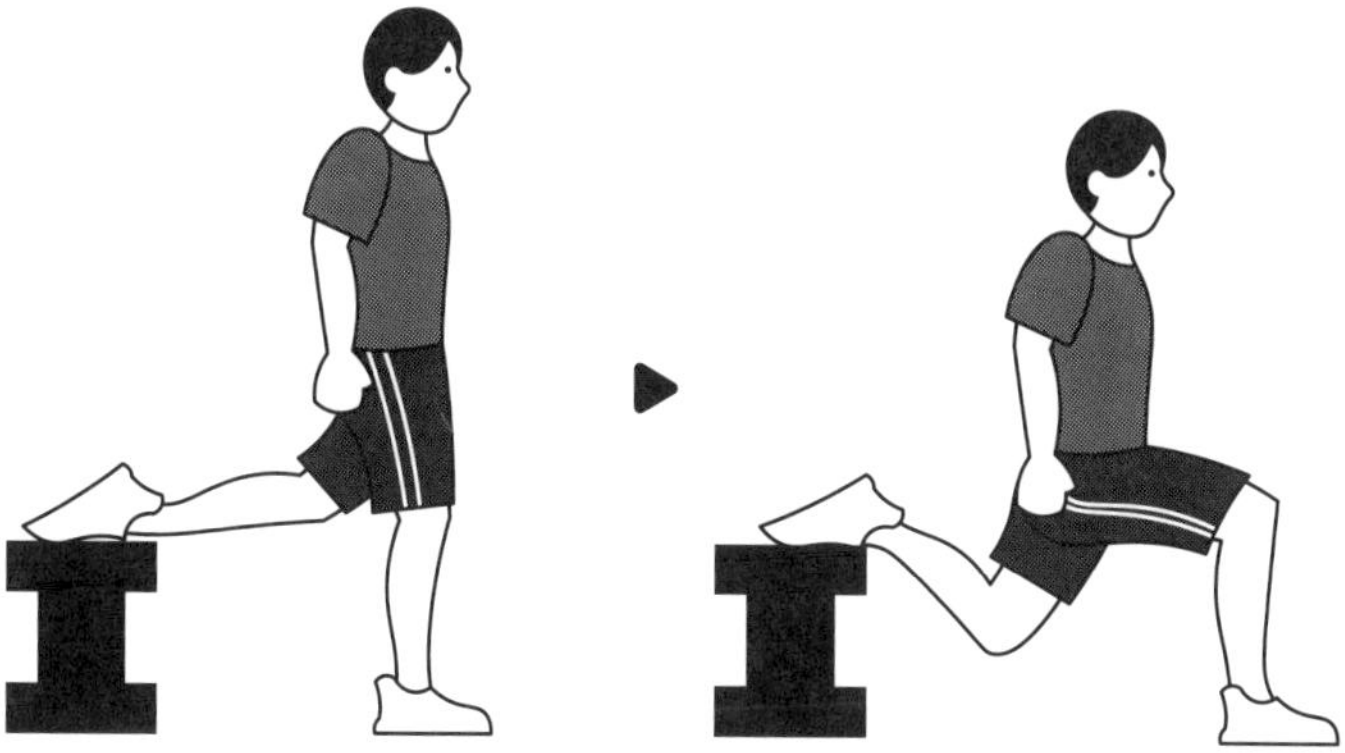

ブルガリアンスクワット

また、スクワットは主に太ももの前面の筋肉を鍛えることができるトレーニングですが、ブルガリアンスクワットはお尻の筋肉も鍛えることができます。そのため通常のスクワットよりもより多くの筋肉を鍛えることにつながります。お尻の筋肉を鍛えることができるので、ヒップアップにも効果が高いといわれています。

【ブルガリアンスクワットのやり方】

①足を前後に開いて、後ろの足を椅子や台に乗せます
②ひざを曲げてゆっくりとお尻を下ろしていきます
③前の足が90度になるくらいを目安に曲げていきます

※このときひざがつま先より前に出ないように注意します

④ゆっくりと元の姿勢に戻ります

ケトルベルやメディシンボールなどのトレーニンググッズも効果的

ブルガリアンスクワットは通常のスクワットよりも負荷が大きいので、特に初めの頃はそれほど回数を多くできないと思います。しかし考え方によっては、そのほうが短時間で高い効果を得られるともいえます。ブルガリアンスクワットに限らず負荷を大きくすることでトレーニング時間を短くするというのは、トレーニングするときに有効な考え方です。

例えば通常のスクワットにしても、何か物を持った状態でスクワットをすることによって負荷を大きくすることができます。通常のスクワットであれば１００回できる人が、物を持って負荷をかけることで50回すれば、短時間で効果的にトレーニングができるともいえるのです。

私自身は普段、負荷をかけるためのグッズを活用しています。例えば私が使っているのはケトルベルというやかんの注ぎ口がないような形をしたトレーニンググッズです。ダンベルのようにいろいろな重さの物があり、私は16キログラムのケトルベルを持ってスクワットをしています。あるいはメディシンボールというトレーニング用のボールもあります。中におもりが入っていて、やはりさまざまな重さの物を選ぶことができます。

トレーニングをするときに共通していえることですが、やろうと思ったときにすぐにできる状態にしておくことが大切です。ケトルベルなどのトレーニンググッズを戸棚の奥底にしまっていては、いざ使おうと思ったときにすぐに使えません。少しでも面倒だと思ってしまえば、その分だけ継続することが難しくなってしまいます。

例えば日記などにしても、すぐに手が届くところにあれば毎日数分書くことはそれほど苦痛ではないかもしれません。しかし本棚の奥にしまいこんでしまったら、なかなか継続できなくなってしまうのです。そうならないように、トレーニンググッズなどはできればすぐに手が届くところに置いておくのがいいと思います。私もケトルベルを仕事場に置いて、ちょっとした休憩時間にトレーニングできるようにしています。ケトルベルなどは本格的なトレーニング機器と違ってあまりかさばる物ではないので、試しに一つ置いておくだけで、すき間時間に気軽に手が伸ばせて便利です。

下半身のさまざまな筋肉を鍛えるランジ

また、ランジというトレーニングも下半身のさまざまな筋肉を効果的に鍛えることができます。これは両足を前後または左右に大きく開き、股関節やひざを曲げ伸ばししながら前後や左右に体重移動するものです。スクワットは基本的に両足を同時に鍛えますが、ランジは片足ずつ行います。そのため1本の足にかかる荷重がスクワットよりも大きくなり、効果的に負荷をかけることができます。ランジにはいろいろな種類がありますが、代表的なものとしてバックランジが挙げられます。

【バックランジのやり方】

①足を肩幅程度に開き、まっすぐ立ちます
②上体をまっすぐに保ったまま片足を後ろに大きく引きます
③後足のひざが床につくすれすれのところまでひざと股関節を曲げて、腰を真下に

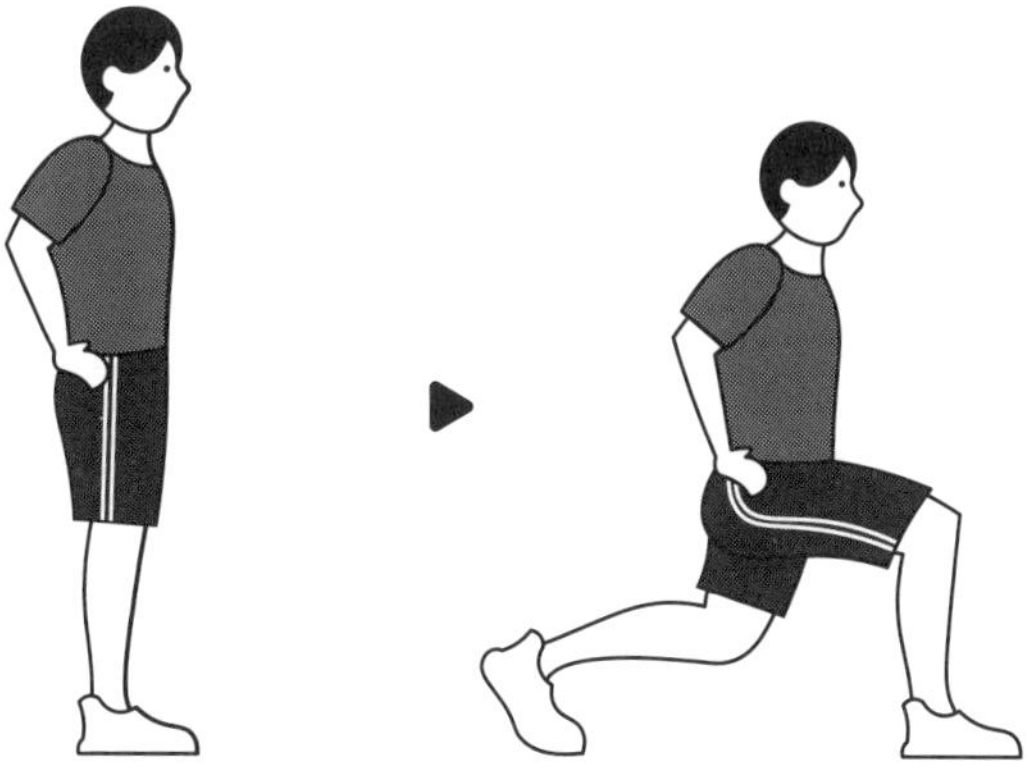

バックランジ

下ろしていきます
④ゆっくりと元の姿勢に戻ります
※この動きを右足、左足と交互に繰り返
　します

ランジは動きとしては決して難しいものではありませんが、体幹を保つのがやや難しく、慣れないうちはフラフラしてしまいます。そういう場合には、足をしっかり広げて腰から下げることを意識するのがコツです。それによって姿勢が安定し、効果的にトレーニングができるようになります。

日常生活の階段飛ばしで時短筋トレ

後ろに足を引くのがバックランジですが、前に足を運ぶタイプのランジもあります。陸上選手などがウォーミングアップでやっているのを見たことがある人もいると思います。

この動きは日常生活のなかで取り入れることもできます。例えば普段歩いているときにできるだけ大股で歩くようにすれば、ランジに近い動きになります。階段を上るときに1段飛ばし、2段飛ばしにするのも効果的です。階段を2段飛ばしで上るのはまさしくランジに近い動きになるので、あえてトレーニング時間をつくらなくても下半身を強化することができます。どうしても時間がないという人は、このような「時短筋トレ」を取り入れてみるのもいいと思います。

スクワットやランジなどに加えて、私自身がよくやるトレーニングに踏み台昇降があります。踏み台昇降とはその名のとおり、踏み台に上がったり降りたりを繰り返すトレーニングです。踏み台昇降をすると、主にふくらはぎや太ももの筋肉を鍛えることができます。

シンプルなトレーニングですがとても効果的で、15分程度行えばかなりの良い運動になります。また何歳になっても活動的でいるためには、階段などを上れるということが非常に重要になりますので、そのためにも非常に効果的です。

　これを実践している患者たちに聞くと、テレビなどを見ながらやっている人が多いようです。シンプルなトレーニングですから何かをやりながら行うのにちょうどいいのですが、転倒にだけは注意が必要です。また、私もテレビなどを見ながら行うことがありますが、30分も続けると非常に疲れを感じます。そのため慣れるまでは1時間ドラマよりは、短い時間のニュース番組を見ながら行うくらいにしておくのが無難です。テレビの効果でうっかり時間を忘れてやり過ぎると、あとに響くほど疲れてしまったり、かえって体を痛めてしまったりして逆効果になる恐れがあるため要注意です。ただ、非常に基本的で動作も簡単なので、誰にでもできるトレーニングといえます。

　特に高齢者の場合など、転ばないような体をつくっておくことは非常に大切です。転ばないためには、つまずいたときなどとっさの場合に自分の体重を支えられるようにしておくことが必要なのです。そのためにはやはり下半身と体幹を鍛えておかなければなりません。

無重力で生活する宇宙飛行士は骨粗しょう症になる⁉

なお、骨は重力を感じることで丈夫になるため、骨を丈夫にするにはある程度の重力をかけることが大切です。例えば宇宙飛行士は一定の期間、無重力のなかで生活をしなければなりません。そして無重力の状態で生活して戻ってくると、どれほど宇宙へ飛び立つ前にしっかり体を鍛えていても、多くの場合骨粗しょう症になってしまうのです。

それではどうやって骨に重力をかけるかというと、坂道を下りたり階段を下りたりする動作が効果的です。階段も坂道も下りるときに強く骨に重力がかかり刺激を与えることができるので、骨のためには下りのほうが重要なのです。健康のためにエレベーターより階段を使おうというとちょっと大変に感じる人も、下りだけでも階段を使ってみれば骨を丈夫にするためには十分です。

よく筋トレというとジムに行ってトレーニングマシンを使わなければならないと

思っている人がいますが、そのようなことはありません。健康寿命を延ばすために必要な体づくりはジムに行って特別なマシンを使わなくても、日常生活のなかで行えるのです。むしろマシンを使った不自然な動作よりも、立ったり座ったり、しゃがんだり足を出したりという自然な動作一つひとつを意識すれば十分トレーニングにつなげることができます。

踏み台昇降などはまさしく特別な道具はいりませんし、自宅の中でできてトレーニングウェアを着る必要もありません。しかも5分、10分でも十分運動になります。これをやらない手はないと私は思います。反対にいえば、これだけ簡単にできる運動ですから「忙しい」を言い訳にしてやらないわけにはいかないともいえるのです。

上半身も鍛えていつのまにか骨折を予防

下半身に加えて、背中にある広背筋も大きな筋肉の一つです。広背筋とは背中から腰、腕などへつながる筋肉です。背筋を伸ばしたり姿勢を正しく保ったりするには、広背筋をはじめとした背中の筋肉を鍛えておくことが大切です。骨粗しょう症では背骨がいつのまにか圧迫骨折を起こしてその結果として背中が曲がってしまうことがありますが、背中が曲がらないためにも背中の筋肉を鍛えておくことは重要です。

背中の筋肉は、基本的に腕などを後ろへもっていくために使われる筋肉です。そのため物を持ってその腕を後ろに引くような動作や上から下に引っ張るような動作は、そのまま背中の筋肉のトレーニングにつながります。

日常生活のなかで背中を鍛えたいと思ったら、例えばビジネスマンであれば通勤途中に通勤カバンを上げ下げするだけでも効果があります。そのときは単にカバンを上げるのではなく、腕を少し後ろ斜め上に引くようにしてカバンを上げるとより効果的です。そうすることによって背中の大きな筋肉を鍛えることができます。カバンでなくても家にある物などなんでも構わないので、背中の筋肉を意識して上げ下げすれば同様の効果が得られます。

もう少し負荷の高い運動をしたい人は、例えば散歩の途中で公園があったら鉄棒を握って自分のほうへグッと引っ張る動きをしてみるのもいいと思います。これは鉄棒でなくても家の中の手すりでも何でもいいのですが、懸垂のように棒を強く引く動きは、物を上げ下げするよりもさらに効果的な筋トレになります。

あるいはさらに強いトレーニングができる人ならば、最も効果的なのは懸垂です。懸垂は背中の筋肉を鍛えるのに非常に効果的です。懸垂も自分の体重を使ったトレーニングで普通の人は3、4回やるだけでも大変なものですが、背中は大きな筋肉なので短時間で数回やるだけでも効果は見込めます。

肩の筋肉や胸の筋肉も大きな筋肉です。具体的には、腕の付け根部分に肩を覆うようにある三角筋や胸の全面にある扇状の厚い筋肉である大胸筋などのことです。

肩の筋肉はそれほど強い筋肉ではありませんから、あまり重い物を使ったトレーニングをする必要はありません。ペットボトルなどちょっとした物を持って、腕を上げ下げする動作で十分です。具体的にはペットボトルなどを両手に持って手を左右に上げ下げする動きや、腕を前に伸ばして上げ下げする動きなどを繰り返します。あるいは高齢者であれば、何も持たずに腕を上げ下げするだけでもいいでしょう。この動きもシンプルですから、テレビなどを見ながら行うことができるはずです。

胸の筋肉を鍛えるトレーニングの定番は腕立て伏せです。腕を使って自分の体を押し上げるときに大胸筋を鍛えることができます。筋力がなくて腕立て伏せができない人は、壁に手をついて腕立て伏せのような動作をする、壁腕立て伏せでも効果が見込めます。

大事なことはやり過ぎないこと、7～8割の力で大丈夫

日常生活のなかで健康のためにトレーニングを行う場合、やり過ぎないことが大切です。真面目な人ほど最初から頑張り過ぎてしまい、限界までやろうとすることがあります。しかし限界まで行ってしまうと、どうしてもフォームが乱れてしまいます。スクワットで立ったり座ったりするときも、疲れると前屈みになり過ぎることがあります。するとどうしても腰やひざに負担がかかってしまいます。スクワットに限らずほかのトレーニングであっても、フォームが崩れるとひざなど体に負担がかかってしまって痛めてしまう原因にもなります。無理をして体を痛めてしまうと結局トレーニングが続かなくなるため、やり過ぎないことが大切です。

私は患者には普段「7～8割のところでやめておきましょう」と話しています。ボディメイクなどで筋肉を増やしたい場合は限界までやらなければなりません。しかしあくまで健康寿命の延伸のための継続した運動が目的ならば、1セットの回数なども

そのくらいでとどめておいて、翌日に疲れを残さないようにしたほうがいいと思います。そのほうが「今日も運動をしたな」という心地の良い感覚が残り、継続する意欲にもつながるのだと考えています。

トレーニングについてアドバイスすると、よく「何回くらいやればいいですか？」と質問を受けます。しかしこれは本当に個人差があるので具体的な回数を示すことは難しく、目安としては、疲れ過ぎない7～8割となります。トレーニングを継続していくと、少しずつ筋力や運動能力が上がってくるはずです。継続するなかで物足りなく感じるようになったら徐々に回数を増やしていくといいです。

もしも自分にとってどのくらいの運動量が7～8割か分からないという人がいたら、一度限界までやってみれば分かります。限界が分かれば7～8割も分かるはずだからです。なによりトレーニングがストレスになってしまっては元も子もありません。そう考えるとやはり翌日に疲れを残さない程度がちょうどいいのです。

また、トレーニングは毎回同じ種類のものをやる必要はありません。自分がやりやすいものを組み合わせて行えばいいのです。ただし習慣化しようとするうえでは、ある程度内容を固定して行うほうが定着しやすいといえます。本格的な筋トレをやる人は週に2〜3回がいいという話がありますが、これは同じ筋肉に限界まで負荷をかけるため休ませる必要があることからきています。健康維持のために軽めの運動を習慣づけるならば、時間は短くてもいいので毎日やるのがベストです。

「正しい」を目指さずに「楽しむ」ことを大切に

回数についての質問と同じで、とにかく間違ったことをしたくない、正しい状態で完璧にしたいという人がいますが、これはあまりうまくいく考え方ではありません。スクワットやランジなど慣れない人には特殊な動作ですから、間違っていたら見られるのが恥ずかしいというのも分かる気はしますが、気にする必要はありません。もちろんフォームによって効果の程度に差は出ますし、体を痛める危険につながる場合には注意が必要ですが、大切なのは体を動かす習慣を継続することです。「正しさ」の枠にとらわれて自分を縛ると気軽に取り組めなくなってしまうため、とにかく楽しいという気持ちを大事にするほうがいいのです。

筋トレは何回やらないと効果がないとか、有酸素運動は何分やらないと意味がないとかいう情報がたくさん耳に入ってきても、それを全部１００％やろうとするのは、自分自身でハードルを上げてしまうだけです。その結果勝手に無理だと思い込んでしまい、結局何も始められなくなってしまうかもしれません。

何かを始めようと思ったら、最初から完璧を目指さないでまずはやってみることがとても大切です。運動においてもＰＤＣＡ（Plan計画、Do実行、Check評価、Action改善）を回すことが重要です。とにかく始めてみて（Do）、それでうまくいかない（Check）ことがあったら徐々に修正（ActionからPlanへ）していけばいいのです。他人のアドバイスもあまり気にし過ぎず、自分が楽しんでいるのだからいいと思ってしまって大丈夫です。情報が多過ぎることによって、かえって始められなくなってしまうことがあるからです。

クリティカルシンキングで重要な点として、「論点を押さえ続ける」ということがあります。会議をしているといつのまにか論点がすり替わっていて大事な結論に至らないということをしばしば経験すると思います。そういうときに大切なのは論点から外れない、外れたとしても戻って考えることです。例えば、私もフィットネススタジオやＹｏｕＴｕｂｅなどでエアロビクスダンスをしています。その際、講師の先生の振り付けどおりにできなかったり間違えたりすると「失敗した」と思うことがあります。しかし、エアロビクスダンスをする本来の目的は何でしょうか？上手に踊れるようになることではないのです。そう考えると、振り付けを間違えることは失敗でもなんでもないのです。大切なのは「正しいこと」ではなくて、「楽しむこと」です。楽しみながらトレーニングに取り組んだ先に「健康」という成果が待っています。

ルール化して決断するストレスをなくす

筋トレを続けるコツは、短時間で構わないので毎日決まった時間に行うことをルール化してしまうことです。良い習慣が継続できない最も大きな理由は「今日やるのか、やらないか」を毎回、判断しなければならないからです。実は、意思決定というのは人間にとって大きなストレスになります。筋トレをするのかしないのかを毎回考えていたら、それだけで大きなストレスになり、もし「しない」を選択した場合に気持ちがネガティブになってしまったりして、トレーニングを続けるのが難しくなります。

そのため、1日のうちのどのタイミングでも構わないので「この時間に10分トレーニングする」と決めてしまうのです。ルール化してしまったら、あとは決めたことをとにかく淡々とこなすのが最もストレスが少ない継続のコツになります。

もう一つ重要なことは、ルールを決めるときに「無理な内容にしない」ことです。例えば朝にトレーニングすると決めたとします。いつも時間がなくて朝はバタバタと支度をしている人が、いきなり朝30分のトレーニングをすると決めても実行できるはずがありません。そのような場合はまずは5分などごく短い時間のトレーニングから始めて、無理なく続けられるようになったら7分、10分と時間を増やしていくのが良い方法です。

なお短時間にできるトレーニングとして始めやすいのは筋トレですが、本来であれば筋トレと有酸素運動の両方を行うのが理想です。

有酸素運動をする前に筋トレを行うと、基礎代謝が上がって血液中のエネルギーを消費するため、有酸素運動による脂肪燃焼効果が高くなります。有酸素運動は脂肪燃焼に高い効果が期待できますが、効果が出るまでに一定の時間が必要になるため、筋トレと合わせて行うことで効率化を図ることができます。

駐車場ではできるだけ入り口から遠くに止める

また、筋トレは意識しないとできないのに対して、有酸素運動のほうが日常のなかで意識せずに行いやすいという違いがあります。私たちは常に呼吸をしていますから、基本的に生きているだけで有酸素運動をしているともいえます。例えば通勤の行き帰りに歩いているときも、買い物で近所のスーパーまで歩いているときもある意味で有酸素運動です。最近ではスマホなどで簡単に歩数を計測することができますから、自分の歩数や運動量を把握しやすくなっています。日常的にどれほど歩いているのか把握して、意識して歩数を増やす工夫をするといいと思います。

歩数を増やす方法はいくらでもあります。私が患者によく勧めているのは、車でどこかに行ったらいちばん入り口から遠い駐車場に止めるという方法です。地方では車社会ですから普段の移動に車を使うことが多いと思います。普通は車で目的地に行ったら、できるだけ入り口から近いところに車を止めるはずです。

しかしそこであえて入り口から遠いところに車を止めて、歩数を増やすのです。あるいはわざと屋上に止めて、階段を使って下まで下りてくるのもいいと思います。空いている遠いところに車を止めることで時間効率も良くなります。小さなことかもしれませんが、継続すれば大きな効果を得られるはずです。最初はなかなか難しいかもしれませんが、何度もやっているうちにやがてそれが自然な行動になってくるのです。このように日常のなかで小さな工夫を取り入れることによって、最終的には丈夫で長く動ける体づくりにつながります。

　生きているだけで有酸素運動をしているという意味では、椅子に座ってデスクワークをしているときでも、エネルギーを消費しているので、一種の有酸素運動をしているのだと考えられます。しかしよりエネルギーを消費して、かつ健康のためにも良いことを考えた場合、できるだけ座っている時間を短くしたほうがいいです。最近ではスタンディングデスクなどもありますから、仕事環境に応じて取り入れてみると運動量を少しでも高めることができます。

「忙しい」を言い訳にしないために

運動習慣をつけることが難しいとする理由のなかで多いものに「忙しくて運動ができない」とか「運動をすると疲れてしまって翌日の仕事に影響が出る」というものがありますが、これらはいずれも誤った考え方です。厳しい言い方をするようですが、運動ができない理由を自分以外のせいにしているだけに過ぎません。経営において、社外の環境の変化によって営業利益が出せなくなったとしても、環境のせいにして嘆いていては始まりません。常に自社では変えようのない環境変化に対して、対応策を練る必要があります。個人においても、自分では変えようのない環境に対しては、自分の意識や行動を変えて順応していく必要があるのです。

筋トレはほんの10分や15分行うだけでも、継続することで基礎代謝を上げることができます。また自重トレーニングであれば道具は不要ですし普段着のままで、広いスペースがなくてもどこでもできます。もしもその10分の時間すらとれないのであれば、仕事や家事などの日常生活が非効率である可能性が高いと考えられます。

そのような場合はまず一度、自分自身のスケジュールを振り返って、忙しい原因を把握することが必要です。忙しいことを忙しいままで放置しておけば、永遠に時間をつくり出すことはできません。忙しさのなかでも自分自身のプライベートな時間を取れるように、きちんとタイムマネジメントについて見直すことが必要です。

あるいはどれほど工夫してもプライベートな時間がつくれないのであれば、仕事そのものに問題がある可能性もあります。言葉は悪いですが仕事の奴隷になってしまい、気づかないうちに健康を損なってしまうかもしれません。忙しくてトレーニングができないと思ったら、まずは一度自分の生活を振り返ってなぜできないのかをしっかり考えることが必要になるのではないかと思います。「できない」をできないのまま終わらせるのではなく、「なぜできないのか?」の問いを数回繰り返すこと（なぜなぜ分析）により根本的な原因や対応策が浮き上がってきます。

実際にビジネスの世界では、有名企業のトップ経営陣ほど健康を意識して運動習慣をもつようにしているといわれています。人がコミュニケーションを取るときに視覚情報から最も影響を受けているとしたメラビアンの法則というものがありますが、トップレベルのビジネスパーソンは肉体を鍛えて体型を維持し、見た目の印象を良くすることが仕事の効率化につながると考えています。彼らは忙しくないからトレーニングができるのかといえば、決してそのようなはずはありません。むしろ正反対で、仕事を効率化することでどれほど忙しくてもトレーニングする時間を確保しています。

40代前後の男性からよく聞くのは、仕事が忙し過ぎて運動する時間がつくれないというものです。確かにこの年代は部下も増えて仕事の責任も重くなり、非常に仕事が忙しいとは思います。彼らのなかには運動をしている人に対して運動に回せる時間があることをうらやむような言い方をする人がいます。しかしそのようなときほど、自分自身が健康でなければ実力を100％発揮することはできません。健康な心と体があるからこそ仕事ができて、反対に仕事のマネジメントができているからこそ健康のためのリソースをつくるという良い循環が生まれているのだと思います。

またトレーニングすると疲れてしまって仕事の効率が下がってしまうというのもまったく正反対で、逆にトレーニングすることで体力がつけば、仕事に対しても集中力がアップして好循環が生まれます。そう考えると逆説的かもしれませんが、忙しくてトレーニングができない人ほどトレーニングをしたほうがいいといえると思います。

最初は少しのトレーニングであっても習慣化することで自然に体力がついて、仕事もアクティブにこなすことができるようになるからです。

三日坊主を恐れない

運動習慣をつけたいと思うなら「三日坊主」を恐れないことが大事です。患者のなかには、何をしても三日坊主で続かないといってトレーニングを始めるのを拒む人もいますが、私はそのような人に対しては「三日坊主万歳」と伝えています。三日坊主を気に病む必要はまったくありません。三日坊主でやめてしまっても、また始めればいいのです。それを３回繰り返せば合計で９日、つまり１週間以上やったことになります。三日坊主を恐れて何も始めず、丸坊主（０日）になるほうがよほど残念です。３日だって繰り返せば、いつかは習慣になるはずです。３日やって続かないことは自分には不向きなことであり、それが分かっただけでもやった甲斐があったということです。運動することが最終的なゴールではなく、太生きすることがゴールなのです。まずは３日やった自分を褒めてあげ、次を考えればいいのだと思っています。

食事は制限ではなく選択である

食事についていては健康になるための食事というと、食事制限を思い浮かべる人が多いかもしれませんが、私は食事というのは「制限」ではなく「選択」だと考えています。体に良い食べ物であっても、それだけを食べていたら健康にはなれません。あくまでどのような食事をどれだけ食べるかのバランスが重要です。そう考えると何を食べてはいけないという制限ではなくて、何をどれだけ食べるかという選択が大切になります。

何をどれだけ食べるか選択するには、選択の基準となる基礎知識が必要です。私たちの食事はいわゆる3大栄養素である糖質、脂質、タンパク質、それにビタミンとミネラルを加えた5大栄養素で成り立っています。この5大栄養素それぞれの特性を知ることが、基礎知識をつける第一歩です。

3大栄養素のなかでも糖質は、即エネルギーになるものです。糖質は私たちの体のエネルギーであり、主に筋肉を使うのに非常に重要な栄養素です。運動をしている人は、筋肉にどんどん糖質を入れてエネルギーとして活用して筋力を維持しています。しかし運動をしない人は糖質が筋肉に行かず、脂肪や肝臓に運ばれていってそこで蓄積されてしまいます。そのため肥満になったり脂肪肝になったりするのです。糖質（炭水化物）が太る原因なのではなく、摂取量に比較して運動量・活動量が少ないことが太る原因なのです。

必要な量を食べ、エネルギーとして使う

脂質は糖分よりエネルギーになりにくいという性質がありますが、分解されると糖分と同じようなエネルギーとして使われます。脂肪はどちらかというと糖分よりも溜め込まれやすく、次に使うエネルギーとして脂肪や肝臓に蓄えられます。

例えていうならば糖分は、すぐに使える現金のようなものです。それに対して脂肪は使うために一段階手続きが必要なエネルギーです。つまり、株券や金券など、使うためには換金手続きが必要なものだとイメージしてみると分かりやすいと思います。

エネルギーの赤字体質をつくるために、宵越しの金を持たない精神でその日食べた糖

質はその日のうちに使ってしまうようにするのです。さらに使えば貯蓄されている株や金券を使う必要がでるため、体脂肪が消費されるのです。

即エネルギーになる糖質、溜め込まれやすい脂質と続き、タンパク質は体の材料となるものです。私たちの体は髪の毛も皮膚も爪も、骨、筋肉、各臓器などすべてがタンパク質でできています。したがって、タンパク質は毎日適切な量を摂取する必要があります。タンパク質の必要な摂取量は体格によって異なりますが、一日総摂取カロリーの20%程度、体重1キログラムあたり1・0〜1・2グラムが適量になります。筋肉量を増やさなければならない低栄養の方や運動を積極的にしている方は体重1キログラムあたり1・2〜1・5グラムを目安にするとよいと思います。

糖質であっても脂質であってもエネルギーの摂取が過剰になれば、使われなかった分は溜め込まれて脂肪として蓄積されて肥満につながります。しかし自分が生きていくのに必要な量を食べているだけであれば、糖質であろうと脂質であろうとエネルギーとして使われるので基本的には太ることはありません。

脂質は1グラムあたりのカロリーが最も高い

何を食べるかと同時にどれほどの量を食べるかも大切になるため、それぞれの栄養素のカロリーを知ることも大切です。3つの栄養素のなかで、糖質とタンパク質は1グラムあたり4キロカロリーです。それに対して脂質は最もカロリーが高く、1グラムあたり9キロカロリーと倍以上になります。そのため同じだけの量を食べていたとしても、脂質が最もカロリーが高く太りやすいのです。体型維持を考えたら、脂質をセーブしてその分糖質やタンパク質に振り分けて食べることが必要になります。

まずはこのような栄養素に関する基本知識を押さえることが重要です。そのうえで、次の段階としてそれぞれの栄養素が各食材にどれくらい含まれているかを知って、バランスの良い食事に近づけていくことが大切です。食材ごとの栄養素やカロリーなどを細かく知る必要はありませんが、基本を押さえておけば、自分がよく食べる食事について大まかに含まれる栄養やカロリーを知っておくだけで役立ちます。

自分の食べている物のカロリーや栄養について把握するまでは、最初の頃は食べた物を記録することも有効です。最近はさまざまなアプリも開発されています。アプリでは食べた物を登録すると、カロリーや栄養素を計算してくれるものもあります。そのようなツールを使うと自分の食生活を振り返ってみることが楽にできます。

食習慣は続けることが大切で、健康な体づくりにしてもダイエットにしても近道などありません。「これさえ食べていれば大丈夫」というものはなく、「こうすれば簡単に痩せられる」という魔法のような方法もありません。

極端な糖質制限はNG

血糖値のコントロールをしたい糖尿病患者や減量をしたい人たちの間で、炭水化物を制限するのが流行っているようですが、これについては正しい知識をもっとしっかり広げなければいけません。炭水化物の摂取量をコントロールすること自体は決して間違いではありませんが、極端に制限することは体のためによくありません。

炭水化物はエネルギーを生み出す栄養素の一つであり、運動をしたり何かの作業をしたりなど体を動かすときには絶対に必要なものです。そのため運動量に応じて量を調節する必要はありますが、極端に制限してよいことなどありません。生活様式やその人の活動量に合わせて適切な炭水化物をしっかり摂ることによって、初めてエネルギーが入ってきて健康的な生活ができるのです。糖質・炭水化物は決して敵ではないのです。上手に炭水化物を摂ることによって味方にして、運動できる体をつくることが太生きには大切です。

もう一つしばしば耳にする、炭水化物は糖質なので砂糖を食べているのと同じという話ですが、これは大きな誤解です。

砂糖はぶどう糖と果糖が結合したもので、単純糖質といって分子が小さいため吸収が速いという特徴があります。そのため体内に取り込まれやすく、血糖値が上がりやすいのです。確かに砂糖の摂り過ぎは健康に害を及ぼす可能性があり注意が必要で、特に果糖については肝臓に取り込まれて中性脂肪に置き換わりやすいため、血糖値のことを考えても肥満予防の観点からも良くありません。

これに対して炭水化物は米やパン、麺類などに含まれる糖質と食物繊維の総称であり、単純糖質とは性質が異なります。例えば米であれば、糖質ももちろん含まれますが、食物繊維やタンパク質、ミネラルなどさまざまな栄養素がたくさん含まれているのです。つまり米と砂糖はまったくイコールなどではなく、砂糖をカットするように米をカットすれば、そのほかの多くの栄養素をも断つことになるのです。また炭水化物はぶどう糖がいくつも並んで連なっているため、分解されにくく砂糖に比べて吸収にも時間がかかります。

糖質制限について炭水化物を断つことだと考えるのは大きな間違いです。確かに炭水化物を抜くと、一時的に体重は落ちます。減量を始めたばかりの人であれば、主食を減らすだけで1カ月に数キログラム減ることもありますから、成果が目に見えてうれしいのは理解できます。しかしそれはあくまで炭水化物を減らすことによって、トータルで摂取カロリーが減ることによるものです。また、米には多くの食物繊維が含まれていて、食物繊維が体の中に入ってくるときは水分と一緒になって入ってくるのです。そのため食物繊維を摂取しないと体に水分が入ってこなくなり、水分が抜けることによって見かけ上の体重は減っていきます。

このような理由によって体重は減ったように見えますが、実際には脂肪が減っているわけではなく多くの場合は水分が抜けただけなのです。そのため水分を摂取したらあっという間に体重は元に戻ります。

一時的な体重の増減に一喜一憂するのではなく、しっかり体をコントロールして動ける体をつくっていくことが大切です。長期で考えると糖質制限はあまり健康的な減量方法ではないのです。

糖質制限では体が節約モードに入ってしまう

糖質制限が減量に向かない理由はほかにもあります。糖質を制限することによってエネルギーが入ってこないため、体が節約モードに入ってしまいます。節約モードに入った体は運動ができなくなりますし、基礎代謝も落ちます。基礎代謝が落ちるとそもそも体重が減りにくい体になってしまうため、痩せるためにはどんどん摂取カロリーを減らさなければなりません。それではとてもではありませんが、健康的な減量は不可能です。ですからやはり健康的に痩せるためには、ある程度は糖質を摂取して運動できる体を維持するのがいいと思います。それが最も健康的でアクティブで、我慢のいらない減量方法です。

なお、炭水化物について私は患者に粒食を勧めています。粒食とは米などの穀類を粉にしないで粒のままで食べることです。そして粒食の反対が小麦粉などに代表される粉食となります。例えば米や麦などは粒のまま食べれば食物繊維が豊富なため、血糖値も上がりにくく、便通も良くなります。また、粒食では咀嚼が必要な点も重要です。咀嚼をすることにより脳が活性化され、あごの筋肉を鍛えることにより皮膚のたるみや歯並びが改善するなどの美容効果も期待できます。反対に粉食であるパンやお好み焼きやたこ焼き、麺類などは粒を粉にする過程で栄養素が失われてしまうため、粒食に比べて食物繊維などが少なくなります。また粉食は糖質以外にも意外と脂質などが多いこともあるため、できるだけ意識して粒食を食べたほうがいいのです。

基礎代謝を決める除脂肪量とは？

基礎代謝について正しく知っておくことも重要です。基礎代謝とは簡単にいえば、その人が生きていくなかで、通常の生活をしているだけで消費するカロリーのことです。基本的にはその基礎代謝と同じ量の食事を食べていれば、太りもしないし痩せもしないはずなのです。さらにいえば基礎代謝と同じカロリーの食事をしながら運動を加えれば、自然に痩せるようになっています。

ではこの基礎代謝を決めているものは何かというと、除脂肪量といって体重から体脂肪量を引いた重さのことです。この量が多ければ多いほど基礎代謝は多いことになります。そのため同じ体重で体脂肪率が20％の人と30％の人を比べたら、体脂肪が20％のほうが除脂肪量は多いため基礎代謝が高くてたくさん食べても太らないことになります。つまりたくさん食べたければ除脂肪量、つまり筋肉量を増やせばいいわけです。短期のダイエットではなく長期にわたって体重をコントロールしたければ、やはり除脂肪量について知って筋肉量を増やすことが近道です。

筋トレで基礎代謝を上げるのがダイエットの近道

筋肉量を増やすには筋トレが大切です。筋トレが体型維持やダイエットに効果的なのはそのときに消費するカロリーだけではなく、筋肉量を増やして基礎代謝を上げて、日常的に何もしなくてもカロリーを消費できる、カロリー赤字の体をつくることができるからです。そして筋トレなどの運動をするときに必要な栄養が炭水化物などの食事です。エネルギーがなければ体は動いてくれません。痩せたいと思ったら食事を抜くのではなく食事をしっかり食べて動ける体をつくったうえで、筋トレなどで基礎代謝を上げるのがベストです。食事を減らして痩せ細った動けない体を目指すのか、適度な食事と運動で引き締まった動ける体をつくるのかを考えれば、選択の余地はないと思います。

また私たちは、食事をして食べた物を消化吸収する行為自体でもカロリーを消費しています。胃腸が動いて消化吸収する行為でもカロリーを消費するため（食事誘発性熱産生）、そもそも食べないという行為は消化器官の基礎代謝をストップさせてしまうことに等しいのです。そのため食事を制限する減量方法ではなく、しっかり1日3食食べることを前提として食べる内容を工夫すべきです。

例えば糖質や脂質は、食べた物全体を100％とすれば3～5％は消化自体にカロリーを使うため、実際に体にプラスされるカロリーは95～97％程度です。しかしタンパク質は吸収するために必要なカロリーが多く、20～30％は消化にカロリーが必要とされています。そのため実際に体に吸収できるカロリーは70～80％に過ぎません。つまり同じ量を食べるのであれば、タンパク質をしっかり食べたほうが太りにくく、基礎代謝が上がりやすくなるというわけです。

いかにカロリーの赤字体質をつくるか

経営にかかるコストを考えるときに、固定費と変動費という分け方があります。固定費は商品が売れなくても必要なコスト（家賃、機材費など）であり、変動費は商品が売れた分だけかかるコスト（材料費など）です。経営ではこれらのコストをいかに削って黒字体質をつくるかが重要となります。一方、健康においてはコスト＝消費カロリーと考えてみると分かりやすいです。固定費は運動をしなくても日常的に消費されるカロリーであり、変動費は日々の運動によって消費されるカロリー（運動消費）です。固定費には除脂肪量によって決まる基礎代謝と無意識に行う生活習慣が含まれます。したがって、トレーニングをして除脂肪量を増やすことや、毎日の習慣でカロリーの消費習慣（通勤方法や座っている時間の短縮など）を身につけて固定費を増やし、まずはカロリーの赤字体質をつくることが重要です。そして、有酸素運動・筋トレによって日々の変動費（運動消費）を上げて、さらに消費カロリーを積み重ねるかを考えるのです。

カルシウムだけじゃない！　骨を丈夫にする栄養素

このように3大要素に関する基礎知識を押さえたうえで、それぞれの目的に合ったビタミンやミネラルに関する知識をもっておくと役立ちます。

まず骨を丈夫にしようと思ったときに大切になるのはカルシウム、ビタミンD、ビタミンK、タンパク質です。この4つは必須で、特にカルシウムについては非常に重要です。

骨はカルシウムの貯蔵庫になっていて、体内でカルシウムが不足すると骨からカルシウムが溶け出して骨のカルシウム量が減ってしまいます。骨のカルシウム量が減ると骨が弱くなってしまうため、カルシウム量を一定に保つためにも食事からカルシウムを摂取することがとても大切になるのです。

実はビタミンDには骨をつくる細胞を元気にしたり筋力を維持したり、免疫を維持したりなどさまざまな性質があるのですが、そのなかでも特に重要なのがカルシウムの吸収を促進する働きです。

カルシウムを摂取しようとして単にカルシウムが豊富な食材を食べていても、ビタミンDがなければカルシウムが十分に吸収されません。カルシウムとビタミンDはセットで摂取する必要があります。

カルシウムに比べるとビタミンDはあまりなじみのない栄養素かもしれません。ビタミンDは野菜や穀物などにはあまり含まれておらず、魚介やきのこ類に多く含まれています。特にしいたけなどのきのこ類は日光に当てることでビタミンDが増えるため、干ししいたけやキクラゲなど干したきのこにはビタミンDが豊富に含まれています。また魚類はカルシウムもビタミンDも両方摂取できるので、骨のためには理想の食材といえそうです。

またビタミンKは、単体で骨を丈夫にする働きがあるので積極的に摂取するべき栄養素です。ビタミンKを豊富に含む食材としては納豆が知られていますが、それ以外にもブロッコリーやほうれん草、のり、わかめなどにも豊富に含まれています。

朝食をパンで済ませる人も多いですが、パンに納豆を組み合わせて食べることはあまりないと思いますから、時々は意識して和食を取り入れてみることも大事です。和食であればご飯と味噌汁、納豆、ほうれん草のおひたしなど骨に良い食材を自然と摂取しやすくなるので、体にとってもいいのです。

加えて、肉や魚、卵などから摂取できるタンパク質も重要な栄養素です。タンパク質は体をつくる材料となるため、筋力を維持するためでも骨をつくるためでも、特定の目的に限らず健康な体づくりのためには必要不可欠です。

1日に必要なカルシウム量は牛乳4、5杯分！

食事に関しては一般的にいわれていることが必ずしも正しいとは限りません。例えば牛乳にはカルシウムが豊富に含まれているため、戦後学校給食に取り入れられるなど、カルシウムを摂取して丈夫な体になるためには牛乳が優れているというイメージが多くの人にもたれてきました。それは間違いではないのですが、牛乳だけで必要なカルシウム量を十分に摂取することは実はとても難しいのです。

日本人の食事摂取基準（２０２０年版）によれば、カルシウムの一日摂取量は18〜

29歳男性で８００ミリグラムとされています。それではコップ１杯の牛乳によってどれほどのカルシウムが摂取できるかといえば、およそ２２０ミリグラムに過ぎません。もしも牛乳だけでカルシウムを十分に摂取しようとすれば、毎日４、５杯は飲まなければなりません。１日１、２杯では足りていないのです。

実際には牛乳を毎日飲んでいたとしてもカルシウムが不足していることが多いので、バランスよくいろいろな食材からカルシウムを摂取することが大切です。カルシウムは魚や豆腐などの大豆製品、野菜などにも入っているので、いろいろな食材を食べることでカルシウムも十分な量を摂取することができます。あるいは牛乳ならばカルシウムを強化した製品もありますので、そのようなものを取り入れるのも一つの方法です。いずれにしてもカルシウムはかなり意識しなければ、なかなか十分な量を摂取することが難しいものなのです。

日光浴でビタミンDをアップ

ビタミンDもさまざまな働きをする非常に重要な栄養素であるものの、摂取が難しい栄養素の一つでもあります。鮭や鯖、鰯などの青魚に多く含まれていますが毎日これらの魚を食べる人は、現代では少ないからです。また、ビタミンＤの１日摂取量は15～20マイクログラムとされています。しかしビタミンＤが多く含まれるきのこ類でさえ、干ししいたけを２つ食べてもせいぜい１・５マイクログラム程度しか摂取できません。

食事から摂取することがなかなか難しいビタミンＤですが、もう一つの方法として日光に当たるという方法があります。日光に当たると皮膚でビタミンＤがつくられるため、積極的に日光に当たることで食材からのビタミンＤ不足を補うことができます。美容を考えると紫外線を防ぎたいと思う人もいると思いますが、紫外線量が減る冬場などは特に体内でビタミンＤが減少するともいわれています。地域や天候にもよりますが、夏であれば15分、冬であれば60分程度は日光浴ができるとよいと思います。

大皿料理は肥満を招く!?

また昔から大皿料理は肥満を招くといわれています。家族で食事をとる際に料理を大皿に盛って食卓に出して、各自が自分の皿に取り分けて食べるやり方はどうしても太りやすくなってしまうのです。

理由はさまざまですが、一つにはそのやり方だと自分がどれほど食べたか把握しにくいという問題があります。また好きなおかずばかりを選んで、とりあえずお腹がいっぱいになるまで食べ続けるということにもなります。大勢で食べるときには「早く取らないとなくなってしまうかもしれない」という心理につながり、早食いや大食いを招きます。そのためできれば食事は大皿に盛るのではなく、各自の皿にあらかじめ取り分けて食べるのがいいといえます。

また小児糖尿病が増えるなど、生活習慣のリスクが前倒しになっている傾向も見られます。若い頃、もしかしたら子どもの頃からあまり良くない生活習慣が続いていて、その結果として昔よりも早く生活習慣病になる人が出ているのだと思います。

かつては年齢を重ねて中高年になってから、仕事が忙しかったり飲み会が続いたりしてメタボリックシンドロームになって生活習慣病を発症するというイメージでした。しかし今は若い頃からの生活習慣をずっと引きずっていき、その結果として早くに生活習慣病になる人が増えているのかもしれません。子どもたちは親を見て育ちます。

そういった意味でも、子育て世代がいかに行動するか、子どもに良い習慣を与えるのかという責任を感じることが必要です。

たまには心の栄養としてしっかり贅沢することも必要

栄養バランスの取れた食事を意識する以外にも、食生活で心掛けたほうがいいことはたくさんあります。例えば減量や体型維持などを目的に食事の量などをコントロールしているときであっても、たまの贅沢はむしろしたほうがいいと私は考えています。これは言い換えれば、心の栄養を忘れないようにするということでもあります。

なぜ、たまにはしっかり贅沢をしたほうがいいかというと、それによってストレスを溜めないでバランスのいい食生活を維持できると思うからです。毎日毎日栄養バランスやカロリーを考えていたら、次第に息が詰まってしまい継続できなくなってしまいます。そうなる前に、適度な頻度であれば好きな物を思いっきり楽しむ日をつくってもいいと私は考えています。

ただしそのときは、本当に自分が食べたい物を食べるなど「しっかりと贅沢をする」ことを意識する必要があります。例えば、本当は高級アイスクリームで自分を満足させようと思っていたのに、いざとなると尻込みして別の安いアイスクリームで済ませるというのは、意味がないどころかむしろ逆効果です。本当に食べたい物を食べなければ、せっかくの贅沢がストレス解消につながらず、むしろ後悔を残すことになってしまいます。贅沢をするならば中途半端にはしないという思い切りが大事です。

普段はきちんとバランスのいい食事を心掛ける、そしてたまには本当に食べたい物を思いっきり楽しむというメリハリをつけることで、長い目で見れば健康的な食生活を維持できるのだと私は思っています。

禁止・制限・我慢をしない

たまには贅沢をすることと同時に、私は「禁止」「制限」「我慢」をできるだけ避けるべきだと考えています。なぜならやりたいことを我慢したり無理に禁止したりしても、結局長続きはしないからです。それよりも代償行動を取ることによって、ストレスなく健康的な食生活を続けることを目指すべきです。

例えば「ケーキを食べるならばその分、スクワットの回数を増やす」でもいいですし、「おやつにこれを食べる分、夕食のご飯を減らす」でもいいと思います。食事というのは差し引きですから、どこかでプラスが生じたら、どこかをマイナスにすればいいわけです。どこかでカロリーが高い物を食べたなら、どこかでカロリーを減らすという発想です。このようにトータルでプラスマイナスを考えるような、できるだけやりたいことを禁止したり我慢したりしない工夫が必要なのだと思っています。

私が常々考えているのは、食事は「制限」ではなく「選択」だということです。制限という言葉は、どうしてもストレスがつきまといます。それに対して自分で何かを選ぶという選択は、もっと前向きな意味合いをもつと感じます。

患者からも何を食べたらいいのかと聞かれたり、反対に何を食べてはいけないかを聞かれたりすることがよくあります。世の中に絶対に食べてはいけない食材などありません。最終的には自分自身で選択して食べられるように、知識と経験を積んでいくことが重要です。

買い物に行ったらまずはじめに鮮魚コーナーから回る

食生活におけるちょっとした工夫としては、買い物をするときは惣菜コーナーよりも鮮魚コーナーから回るなども効果的です。一概にはいえませんが、多くの場合惣菜コーナーには揚げ物などが多く並んでいるからです。おいしそうな唐揚げやコロッケ、とんかつなど油で揚げた物が並んでいると、ついつい手を伸ばしたくなると思います。そして買い物かごの中が唐揚げやコロッケでいっぱいになってしまうと、新鮮な魚が入るスペースがなくなってしまいます。

そうならないためにできることとして、スーパーに行ったらまずは鮮魚コーナーから回ることを習慣にしてみるというやり方があります。毎日は難しいかもしれませんが、魚料理を含む和食はやはり体にとっては非常に良いものが多いからです。良質なタンパク質はもちろんのこと豊富なＤＨＡ（ドコサヘキサエン酸）、ＥＰＡ（エイコサペンタエン酸）、ビタミンＤ、カルシウムなどが魚には含まれています。骨や血管を守ろうと思ったら、魚料理はまさに最適な食事です。

生活習慣病を考える際に食生活を外すことはできません。食の欧米化が進んで久しい世の中ですが、和食は体を守るために非常に優れた食習慣だといえます。ほかの物に目移りする前に、まずは鮮魚コーナーで魚料理を検討すれば、自然と和食の機会も増えるというわけです。

アルコールは貯蔵できないエンプティカロリー

栄養バランスを考えたとき、アルコールとの付き合い方も考える必要があります。お酒は人間関係を円滑にすることもありますから、完全にダメというつもりはありません。しかしアルコールの特性を知ったうえで上手に付き合うことが大切だと思います。

アルコールはいわゆるエンプティカロリーといわれています。エンプティとは空っぽという意味で、アルコールは体組織の構成にむすびつかないカロリーということです。糖質や脂質、タンパク質などは、体に取り込まれたらなんらかの組織など体の材料になります。ところがアルコールは組織になったり材料になったりということはありません。

アルコールはエネルギーとして使うことはできるものの、体の中に貯蔵しておくことができない物です。そのため不要なアルコールを体内に溜めておいて、必要なときに何かの材料として使うということができません。体はアルコールが入ってきたら優先的にエネルギーとして使っていきます。

このことを大前提としたうえで、お酒を飲みながら唐揚げを食べることを考えると、アルコールは溜めておけないエネルギーですから、体は優先的にアルコールをエネルギーとして使います。すると一緒に食べていた唐揚げのエネルギーはすべて体内で貯蔵に回り、体脂肪として蓄積されていくことになります。だからアルコールは太るとされているのです。正確にいえばアルコールそのものは太らないのですが、アルコールと一緒に食べるものは脂肪として蓄積されていくので太ることになります。

アルコールを飲む量が多ければ多いほど体はアルコールをエネルギーとして使い続けますから、食べた物はどんどん脂肪として蓄積されます。さらにいえば二日酔いのときも体内にアルコールが残っている状態ですから、アルコールが残っている間は食べた物は脂肪として蓄積され続けます。このように考えていくと、やはりアルコールは飲み過ぎないことが重要です。

サプリメントよりも生活習慣に気をつけたほうが健康になれる

また食生活を考えたときに、サプリメントとどのように付き合うかという問題もあります。私は基本的には必要な栄養素は食事から摂るべきだと考えています。なぜかというとサプリメントを飲んでいることによる安心感から、基本になる食生活や運動などの生活習慣がおろそかになってしまう人がいるからです。しかし実際には、サプリメントを飲んでいるものの食事や運動に気をつけていない人よりは、完璧にできなくても食事の栄養バランスや運動などに気をつけている人のほうが圧倒的に健康状態は良好なはずです。

例えばビタミンＤを摂取したいと思ってサプリメントを服用する人がいるとします。しかしビタミンＤを摂取したければ、やはりサプリメントよりも魚やきのこなどを食べたほうがはるかに健康にはメリットがあります。なぜなら例えば魚を食べればビタミンＤだけではなくて、良質なタンパク質やＥＰＡ、ＤＨＡ、抗酸化作用のある成分などいくつもの栄養素を同時に摂ることができます。仮にこれらの栄養素をすべてサプリメントで摂ろうとしたら、何種類ものサプリメントを飲まなければならなくなります。実際には、食品から得られる多種多様な栄養素のすべてを網羅してサプリメントで取り入れるのは現実的とはいえませんから、サプリメントに頼る意識が高まるほど、ほかの何かを不足させる結果につながるということになりかねません。

私のところにもよくメディアから「これさえ食べれば大丈夫」というような食材がないかなどの取材が入ることがあります。しかしそうした夢のような食材などありませんし、同様に魔法のように一瞬で健康にしてくれるサプリメントなども存在しないのです。例えば筋肉をつけたければタンパク質を含む食材を摂取しながら筋トレするのが王道ですし、痩せたい場合は運動に加えてしっかり噛むことで食欲を満たせる食材を選ぶなどの工夫が効果的です。

残念ですが、なんの努力もせずに健康になったり体脂肪を減らしたり、筋肉を増やしたりして体型を維持できるサプリメントはありません。健康で美しい体を手に入れるには、遠回りのように感じるかもしれませんが運動と栄養などの生活習慣を地道に見直していくことが、結局は近道になるのです。ですから基本的には食事で栄養を摂取して、どうしても苦手な食材がある場合など、サプリメントはあくまで食事の補助的に使用するのがいいと思います。

サプリメントと薬は目的が違う

また、よくある誤解にサプリメントならば薬よりも安心というものがあります。私のところに来る患者のなかにも、検査で異常がある人などに薬でコントロールすることを勧めると、薬は怖いから飲みたくないので、サプリメントを飲んで調整したいという人がいます。

おそらく薬は副作用が怖いけれど、サプリメントならば安全だと思っているのだと思います。しかしサプリメントはあくまで栄養補助食品であり、医薬品とはまったく異なるものです。病気の治療を目的とした医薬品とはそもそもの目的も違います。サプリメントも不必要に摂取したり、飲み合わせによっては健康に悪影響が出ることがあり、必ずしも安全とは限りません。薬も正しく使えば安全に服用することができますから、思い込みで薬を怖がったりサプリメントを信じ込んだりするのはあまり感心できません。

同様に、人から勧められて漫然とサプリメントを服用する人も多いと感じています。患者に「このサプリメントを飲んでもいいですか？」と聞かれることがありますが、私が「何を目的にこれを飲むのですか？」と尋ねると、「なんとなく健康に良さそうなので」とか「人に勧められて」という答えが返ってきます。自分のなかで足りない栄養素を自覚して、そこを補うために使うのであればまだ分かるのですが、単に友人がいいと言っていたからというような漠然とした理由で服用している人がとても多いです。仮にサプリメントを服用するならば、どの栄養素を補うためという明確な目的をもって服用すべきだとも考えています。

朝起きてお腹が空いていたら脂肪が燃焼している証拠

運動習慣をつけたり食生活を改善したりするためには、マインドの変化も大切になります。生活習慣を改善するために効果的なマインドのあり方や、日常に取り入れやすい生活習慣なども知っておくと健康のために取り組めることの幅が広がります。

生活習慣の基本は、やはり早寝早起きです。運動する目的は直接的なカロリー消費よりも、むしろ筋肉などをつけることによる基礎代謝アップが重要になります。基礎代謝をアップさせれば、夜寝ている間も効率よくエネルギーを消費することができるからです。

私たちの体は24時間基礎代謝によってエネルギーを消費しますが、寝ている間は体に栄養が入ってこないため、蓄えた脂肪からエネルギーを使っているのです。さらには寝ている間は成長ホルモンが分泌されるため、脂肪燃焼が起こりやすい状態になっています。そのため余分な体脂肪をつけないためには、早寝早起きによって十分で質の高い睡眠を確保することが大切です。

自分の体が寝ている間に十分な脂肪を燃焼できているかどうかを知りたかったら、朝の目覚めで「お腹が空いた」という感覚があるかどうかを確認すれば分かります。朝起きたときに空腹感があれば、夜寝ている間に十分に脂肪が燃えている証拠となります。反対に、朝起きたときにあまり空腹感がないのであれば、睡眠が不十分だったり、夕食を取り過ぎたりしていて睡眠中の脂肪燃焼ができていない可能性があります。「朝は食べられない」「朝ごはんは食べなくても平気」という方がおられますが、そういう人は一度自分の生活習慣を見直してみるとよいと思います。

本来であれば夜寝ている間に脂肪を燃焼させて朝は空腹感とともに目覚め、エネルギーが枯渇した体に朝食で十分に栄養を入れてあげて1日を活動的に過ごすのが理想です。また朝食でしっかり噛むことによって体内時計がリセットされて、自律神経が整って1日を活動的に過ごせるようになります。特に体温が低めの人や冷え性の人などは、朝食をしっかり取ることが大切です。

セカンドミール効果を活用して上手にダイエット

食事には、一つ前に食べた食事が次の食事にも影響を及ぼす「セカンドミール効果」という考え方があります。例えば朝食に食べた物が昼食を食べたあとの血糖値の変化に影響を及ぼすというわけです。

朝食で糖質が少なく食物繊維が豊富な物を食べると、その次の食事である昼食後の血糖値の上昇が緩やかになるとされています。血糖値の急激な変化は体にとって大きなストレスです。しかしこのセカンドミール効果を利用すれば、食事による急激な血糖値の変化を抑えることができます。このように朝食で何を食べたかが、昼食後の活動にも影響を与えるといわれているのです。

一方で寝不足の状態が続いたり、朝食抜きだったりすると体の中でコルチゾールなどのストレスホルモンが出やすくなるともいわれています。ストレスホルモンは、脂肪を蓄積させる働きもあります。つまり寝不足や朝食抜きが続くと、それだけで肥満につながりやすくなるのです。もしも朝起きたときに空腹感がないという人がいたら、就寝時間を早めたり夕食、晩酌について見直したりしてみるといいと思います。

ダラダラしないアクティブ休暇を取り入れよう

休日にダラダラしないアクティブ休暇も生活習慣病予防に有効な健康習慣の一つです。平日が忙しい分、週末くらいは家でダラダラ過ごしたいという気持ちは実は私にも少しありますし、確かにダラダラ過ごすと、休んでいるという実感が強くなるので気分がいいという面はあります。

しかし、それでもやはり休日は少しだけアクティブに過ごすべきです。なぜなら実はダラダラしていることは、あまり体を休めることにはならないからです。ずっと横になっていたり座りっぱなしだったりすると、全身の血の巡りが悪くなりますし、どんどん外出しない習慣がついてしまいます。疲労回復のためには血流を良くすることが大切で、そのためには少しでも体を動かしたほうがいいのです。

人間は生きているだけで有酸素運動をしているので、それを後押しするために少しでも休日は外出したり遊びに行ったりすることでより健康的に過ごせます。ハードな活動をする必要はまったくなく、散歩をしたり買い物に行ったりなど、のんびりするなかにも体を動かすことを取り入れるだけでも違います。あるいはドライブよりも自転車、自転車よりも散歩など、少しだけ活動度を上げることを意識するのもとても効果的です。日中を活動的に過ごせば、夜は早く就寝してぐっすり眠ることができて疲れも取ることができます。

できると信じればプラセボ効果で3割は成功したも同然に

自分自身の思い込みを利用したプラセボ効果やノセボ効果も、上手に活用すると生活習慣の改善に役立ちます。プラセボ効果とは、有効成分が入っていない偽薬を服用する場合でも、患者自身が「効果がある」と信じることで体にとってなんらかの良い効果が得られることです。ノセボ効果はこの反対で、有効成分が入っている薬を服用しているのに、患者自身がその薬などに対して不信感があると十分な効果が得られないことです。

さまざまな研究結果から、おおむね3割程度の患者には偽薬でもプラセボ効果が出ることが分かっていて、同じく3割程度の患者にはノセボ効果が起こることが知られています。これに基づいて、製薬会社が新しい薬を開発するときには、有効成分が含まれた薬を服用するグループと偽薬であるプラセボを服用するグループに分けて調査を行うという方法（二重盲検法）がとられています。

その結果、プラセボを服用したグループでも3割程度の人は健康状態が良くなることがあるのです。つまり享受できるメリットを前向きにとらえて行動する人と、悪いことが起こるかもしれないと考えて行動する人とでは結果が大きく異なる可能性があるのです。

これは実際に私が患者と日々接していて実感していることです。実際には患者が言うような効き目が出る薬を処方していないにもかかわらず、病気に対して前向きにとらえて「良くなった」と感じる患者が一定数います。反対に、患者の状態に適した薬を処方しているにもかかわらず、過剰に副作用を心配しているとあまり効果を実感できないケースもあります。これは言い換えれば、人間のマインドというのはそれほど重要なものだということです。

　このことは生活習慣を改善したり、トレーニングを行ったりするときも応用できます。自分の習慣を変えられるかどうか、あるいはトレーニングができるかを心配するよりも、まずは「自分はできる」と自分自身で言い聞かせてしまうのです。自分自身でできると信じることによって、プラセボ効果で薬の効果があったと感じた患者と同じように、実質的な成功を得たに等しい状態をつくれます。反対にどうせ無駄だと始めから諦めてしまったら、その時点ですでに失敗していることにもなります。

　実際に何かを成し遂げるには大きなパワーが必要ですが、自分自身をその気にさせることにはそれほど大きなパワーは必要ありません。「やる気」よりもまず「その気」になることです。例えば映画館に行ってアクション映画を見たら、自分自身も強くなったように錯覚を覚えることがあると思います。それと同じように、自分自身の気分を盛り上げることから始めるのもいいと私は思っています。

まずはスポーツ用品店に行って、気に入った靴やスポーツウェアを買ってみるだけでも気持ちが変わります。あるいはＹｏｕＴｕｂｅの動画を見てトレーニングの方法を学ぶことも一つの方法です。地図を見ながら次の休日はどこをサイクリングしようかと考えるのもいいと思います。どのようなことにしても、自分自身のやる気や気分を盛り上げて「できる」と信じ込むだけで、もうほとんど成功したのも同然とみなすことができるのです。「どうせできない」とか、「継続できない人だから」という自分自身に呪いをかけるのではなく、根拠がなくても「できる」「大丈夫」というすてきな魔法をかけてあげることがとても大切です。

自分自身の現在地を知ることから始めよう

また、健康管理にしてもお金の管理にしても、まずは自分自身の現在地を知ることが重要です。自分自身が今どこにいるかを知らなければ、どれほど努力しても目的地につくことはできないからです。健康においてはいつまでも元気でいたいと思う人が多い半面、自分の現状から目を背けている人も少なくありません。

一流のスポーツ選手は自分自身がどれほどスキルや知識を身につけていても、コーチやトレーナーをつけて練習をしています。なぜならたとえ才能があっても、自分自身を客観視することはとても難しいからです。だから第三者であるコーチやトレーナーの意見を参考にするのです。

健康問題においても、自分自身を客観視できていない人が非常に多くいます。自分の体は自分がいちばんよく知っている、自分は大丈夫と妄信している患者はいまだに多いように感じます。そのような人は、自分が糖尿病になるとは想像もしていなかったり、運動していたのだから骨粗しょう症にはなるわけがないと思い込んでいたりします。しかし自分自身は思ってもみなかったとしても、健康診断などで自分自身の状態を把握していれば、きっとそこにはなんらかの兆候があったはずです。

健康に関しては、健康診断が自分自身を客観視する大切な材料です。どれほど忙しくても定期的に健康診断を受けて、きちんと自分自身の健康の現在地を知ることがとても大切だと私は思います。特に自覚症状のない生活習慣病は、自分では判断できないため定期健診・受診をすることは重要です。

生活習慣を変えて薬物治療がいらなくなったＡさん

自分自身の健康の現在地を確認して、その後に努力して生活習慣を整えたことによって病気を未然に防ぐことができた患者もたくさんいます。

例えば糖尿病で私のところを受診したＡさんという40代の女性がいました。Ａさんは健康診断で血糖値が高いと指摘され、最初は別の病院を受診していました。しかし最初に受診していた病院は糖尿病という診断をしたうえで薬を処方されただけで、生活に関する指導はほとんどなかったということです。そこで薬物治療だけではなく、食事や運動に関するアドバイスも欲しいと言って私のクリニックへやって来たのでした。

私が診察した限りでは、Ａさんは即座に薬物治療を始めるよりも、まだ生活習慣に改善の余地があるように思いました。体重は１００キログラム近くありましたが、その体重をコントロールするためにも運動習慣や食生活の見直しが必要です。食事に関しては私のところへ来る前に自分で試行錯誤して努力して、３キログラム程度の減量にも成功したということでした。

生活習慣や本人の病気との向き合い方、そのほか、検査結果の数値などを参考にしつつ診察した結果、まずは薬物治療ではなく生活習慣の改善からスタートすることにしました。Ａさんは１日３食に加えて間食が多い傾向にありました。そこでまずは間食をできるだけ減らすように頑張ってもらったところ、どんどん体重が減り出しました。

私はＡさんの努力を大いに褒めました。Ａさんに限らず私は患者が生活習慣を変えようと努力しているときは、できるだけ褒めるように心掛けています。誰だって努力を褒められたらうれしいものです。それによってモチベーションを維持してもらえたらいいと思っています。しかし体重の減少スピードは早過ぎてもいけません。せいぜい月に１〜２キログラム程度に抑えておいて、長い目でコントロールしていくことが重要でもあります。

間食の回数を減らすことで一定の体重減少に成功したＡさんですが、その後は停滞期がきました。体重が思うように減らなくなったのです。そこで次のステップに進むことにしました。駐車場でできるだけ入り口の遠くに車を止めることや、車で５分程度の場所であれば歩いていくように努力をしたのです。その結果、さらに体重が減っていき、最終的に1年間をかけて10キログラム以上減らすことができました。今では毎日のすき間時間にＹｏｕＴｕｂｅの動画を見ながらストレッチや筋トレをするのが楽しみだそうです。

結果的にＡさんは血糖値が改善して糖尿病の薬を飲まずに済んでいます。また見た目もとてもきれいで若々しくなって、表情も明るくなりました。Ａさんが最初に血糖値が高いと指摘されたときにすぐ受診して、生活習慣を変えたことは非常に良かったと思います。それによって将来的な健康寿命を大きく延ばすことにつながったからです。

60歳からの筋トレで健康を取り戻したBさん

同じく糖尿病のＢさんも生活習慣を変えることで、健康状態を改善することに成功した一人です。Ｂさんは60代の女性で、痩せ型の糖尿病でした。初めて私のところへやって来たＢさんは「私は甘い物も食べないし、食事だって気を使っているのにどうして糖尿病になってしまったのでしょうか」と悲しそうに言いました。

確かにBさんは非常に小柄で痩せていて、一見して外見だけでは糖尿病とは無縁に思えます。しかし体組成を測ってみると圧倒的に筋肉量が少ないことが分かりました。筋肉が少ない人は食後の血糖値が高くなりやすく、糖尿病になりやすいといえます。そこでBさんには炭水化物やタンパク質を中心とした食事をしっかり食べてもらい、そのうえで運動して筋肉の量を増やしてもらうことから始めました。

しかしそれまでほとんど運動をしてこなかったため、いきなりハードな運動はできません。そのため最初は自宅の周りを歩く、15分程度のウォーキングから始めてもらいました。根気よくウォーキングを続けるうちに、少しずつ歩ける時間が長くなり、30分程度歩いても疲れなくなってきました。

そこで次のステップとして、簡単な筋トレを日常生活のなかで取り入れてもらうようにしました。また診察の際には食事の一例を写真で撮ってきてもらい、必要量をアドバイスしました。写真で確認するとやはりBさんの食事は非常に少なかったため、ご飯の量を増やしたり肉・魚・卵をしっかり食べたりするようにアドバイスしていました。

こうしたことを半年ほど続けていくなかで、最初は家の周りを15分歩くのも苦労していたBさんが、日常的にスクワットができるようになりました。そして食事の量も増えていって、結果として血糖値が少しずつ下がっていって、糖尿病も改善傾向が見られるようになりました。Bさんに関しては、糖尿病であっても食事の量を増やすことで病気が改善したのです。さらには負担の小さな運動から始めることで、60歳を過ぎてから初めて筋トレに取り組むことができるようにもなりました。

このように一口に糖尿病といってもアプローチ方法はさまざまです。しかし食事を整えて運動習慣を取り入れることによって病気を改善したり、健康寿命を延ばしたりすることは決して不可能ではありません。

第5章

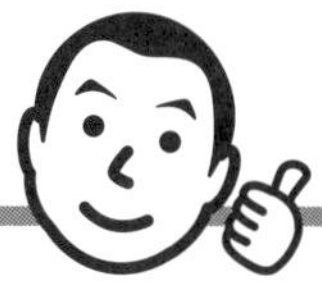

120年太く生きることで、超高齢社会でもいきいきと生活できる

団塊ジュニアが高齢者になる２０４０年問題

団塊の世代が後期高齢者になる２０２５年はもう目前に迫っていて、その次には団塊ジュニアが高齢者になる２０４０年問題も控えています。２０４０年頃には高齢化率が約35％にまで上昇し、また85歳以上の高齢者が高齢者全体のなかで4分の1を占めるようになるともいわれているのです（日本の将来推計人口　２０１７年推計）。新型コロナウイルス感染症により予想以上に出生数が下がっているなか、こうした予想はさらに加速する可能性は十分考えられます。

医療は日々進歩しているなかで、健康寿命と平均寿命の差は思うように縮まらないのが現状です。もしも現在のように健康寿命と平均寿命の差が何年も開いている状態が今後も続いたら、あるいは万が一今以上に拡大してしまったら、増え続ける医療費・介護費に現役世代の負担は増え続け、社会保障制度が破綻してしまうということは十分にあり得ます。そのような未来を望む人は誰一人いないと思います。

では、反対に健康寿命と平均寿命の差がどんどん縮まって、高齢期になっても元気で豊かな、まさに太生きを実践する高齢者が増えたならどうかというと、その場合は明るい未来図を描くことができます。医療費・介護費は削減されて現役世代の負担は軽くなり、高齢者も体力に応じて社会参画したり経済を回したりして、健全な超高齢社会を実現することができます。

社会保障費の負担にあえぎながら人生の晩年を過ごす暗い未来になるのか、高齢者が人口の一定ボリュームを占めていても国全体が活力を失わない明るい未来になるのかは、まさに私たち一人ひとりにかかっていると思います。明るい未来を実現するために私たちの目指すべき方向性の一つが、太生きなのです。

活力ある高齢者が増えれば、活力ある超高齢社会に

太生きにあわせてもう一つ、活力ある高齢社会をつくるための方法として私は「ほねノミクス」という考え方も提唱したいと思います。ほねノミクスとは、高齢者が要介護状態になる大きな理由の一つである骨折を防ぐことで自立した高齢者を一人でも増やそうという考え方です。

「骨太」「骨がある」「コツ」といった表現が日本語には多くあることからも分かるように、骨はすべての土台となります。高齢者が年齢を重ねても自立できるかどうかは、骨の健康にかかっているといってもいい過ぎではないと私は思っています。だからこそ一人ひとりが食事と運動、適切な受診、健康診断などによって骨を丈夫にし、活力のある高齢期を過ごしてほしいと願っています。

やがては国民の半数近くを高齢者が占める時代がやってきます。そうなると、元気な高齢者は支えられる側ではなくて支える側に回る発想が必要になると思います。そうでなくては支える側である現役世代の負担が重くなり過ぎて、いつかは共倒れになってしまうかもしれないのです。

国民年金法が全面施行されたのは１９６１年のことです。１９６０年代半ばの高齢化率を振り返ると、当時は９・１人の現役世代で１人の高齢者を支える胴上げ型社会でした。しかし２０１２年には２・４人で１人の高齢者を支える騎馬戦型の社会へと移り変わりました。そしてこのままいけば２０５０年には１・２人の現役世代が１人の高齢者を支える肩車型社会になるといわれています（厚生労働省「社会保障と税の一体改革を考える」）。そのような状態が健全な社会であるはずがありません。

日本がいつまでも活力ある社会であるためには、高齢者一人ひとりが自立し、健康な時期を少しでも長くして、それによって支える側へ回ることがどうしても必要です。生きている限り、誰もがいつかは必ず高齢者になります。そのときに支える側になるのか支えられる側になるのかは、今の自分たちの行動次第ともいえます。

健康寿命の延伸は未来の子どもへの贈り物

もう一つ、要介護や病気になった弱い高齢者を守ることと同じくらい、未来を担う子どもたちを守ることも重要だと私は考えています。私には上は大学生から下は小学生まで6人の子どもがいます。私は未来へ命をつないでいくことがとても大切だと考えているため、妻と話し合ってたくさんの子どもに恵まれました。

そのような背景もあり、社会は自分たち一代の世代が良ければそれでいいとはまったく思っていません。命も健全な社会も未来へ受け継いでいくべきものだと思っています。ましてや、これからの若い人たちの重荷にならないように、自分でできる対策はしておかなければなりません。もちろん若い頃からこのように考えていたわけではありませんが、自分や周囲が子どもをもったりその成長過程を見たりするにつれて、私のなかで次世代に良いものをつないでいくという考えが強くなっていきました。

それでは子どもたちに明るい未来を贈りたいと思ったときに何ができるかといえば、大人である私たちが自分自身の健康寿命を延ばし、支える側である期間を少しでも長くすることにほかなりません。一人ひとりが健康寿命を延ばすことで支える側である期間を延ばし、超高齢社会でも社会全体の活力を維持することが今後はなによりも大切になるからです。

また、自分自身の生活習慣を見直して、より良い習慣を子どもたちへ引き継いでいくことも大切です。食生活などにとどまらず、生活習慣は親から子へ受け継がれていくものです。本を読む家で育った子どもは読書をする傾向がありますし、親がスマホばかりをいじっていたら子どももやがては似たような行動を取るようになるでしょう。喫煙やアルコールとの付き合い方、休日の過ごし方など、自分自身の体のためだけではなく、子どもにどう映っているのかを一度考えてみる必要があります。

30代~50代の現役世代は、上には高齢期の親を抱え、下には育てるべき子どもを抱える中継地点の世代ともいえます。そのような中間に位置する世代だからこそ、親世代を見て学び、子どもの世代に手本となる良いものを残してあげることが必要だと私は考えています。

運動習慣や食事習慣の改善は、人によっては大変に感じられることもあります。それまで運動をしたことがない人にとっては軽度な筋トレでも負担に感じるかもしれませんし、それまで栄養バランスを考えたことがない人にとっては、栄養バランスを整えた食事もなじみがないかもしれないと思います。

しかし一人の人間としてのあり方を考えたとき、自分一人が良ければそれでいいという考え方をもつ人ばかりになったら社会はまとまらなくなってしまいます。そうではなくて一人ひとりが少しでも社会に何かを還元する意識をもつことで、社会全体がより良い状態で回っていくのだと思います。そのときに、自分自身がその場の欲望に流されて暴飲暴食や不摂生をして将来医療や介護の世話になるのではなく、少しだけ意識を変えて自立した高齢者を目指すことは立派な社会還元であり社会貢献だと私は考えています。

街づくりに医療の視点を入れる

一人ひとりが健康寿命を延ばして太生きを実現するために、社会全体として健康に関する意識を向上させることも必要です。よく人間が生きていくために不可欠なものとして衣食住が挙げられますが、これに「医」を加えて「医衣食住」という考え方をしていくべきです。

これまで街づくりには利便性や景観のデザイン性などいろいろな要素が取り入れられてきました。しかし超高齢社会のなかで、これからはそこに医療や健康の視点も加えていかなければなりません。

住んでいる人の健康を守るための街づくりには、幅広い方法が考えられます。例えばジョギングやマラソンがしやすい道路づくりや散歩がしやすい公園づくりなどもいいですし、公園やちょっとした空きスペースに健康器具を設置することも効果的なはずです。最近では少しずつ腹筋やストレッチができるベンチや懸垂ができる鉄棒、有酸素運動ができる踏み台などさまざまな健康遊具が増えてきました。こうしたものを積極的に設置して、そこに住む人たちが気軽に運動できるような環境づくりをするのはとても良いことです。

趣味やスポーツに取り組むことは健康寿命の延伸にもつながるため、スポーツがしやすく住民が気軽に使えるグラウンドなども必要です。また、趣味やスポーツを通じて外出する機会を増やすことは人との交流も増やすため、認知機能の低下などにも良い影響があります。

あるいは医療や介護施設へのアクセスを良くしたり、バリアフリー化したりすることなども必要です。高齢になると、ちょっとした段差でつまずいて転んでしまうことがあります。そして転んで骨折したら、そのまま寝たきりになってしまう恐れがあるので、バリアフリーによる歩きやすく転びにくい街づくりも非常に重要なポイントです。

道路や公園などのハード面だけではなく、ソフト面での充実も必要になります。例えばちょっと健康に不安を感じたときや親の介護で悩みを抱えたときに、相談しやすい窓口などがあれば安心感が増します。また２０２５年には高齢者の５人に１人が認知症になると推計されるなど認知症患者が増えるなか、認知症になっても安心して過ごせる街づくりも大切になるはずです（２０１７年版高齢社会白書）。高齢になっても安心して過ごせる街づくりには、病院やクリニック、保健所、警察、行政、商業施設など幅広い関係者が連携することも大切です。

これからの医療は患者を診察して病気を治すという時代から、衣食住に関するプロジェクトにも積極的に参加して病気にならない社会を目指す必要があると考えています。

太生きで人生１２０年時代をポジティブに生きる！

人生１２０年時代というと、多くの人がそれほど長くどのように生きていいか分からないという考えにとらわれかねません。また超高齢社会を語るときは、何かとネガティブな話題と一緒に語られることが多いようにも思います。例えば医療費や介護費など社会保障費の負担増、介護離職、介護難民、介護人材の不足、労働力不足と挙げればきりがありません。

しかし私は寿命が延びていること自体は非常にポジティブにとらえています。また、日本が超高齢社会であることも、考え方によってはプラスになるとも思っているのです。
よくいわれることにピンチはチャンスという言葉があります。私たち一人ひとりが元気なうちから健康に意識を向けて、健康寿命を少しでも延ばすことができさえすれば、人生１２０年を豊かに太く生きることができます。寝たきりで何年も生きるのではなく、好きなことをして好きな物を食べて、行きたい場所に行きながら長生きできるのならばこれ以上に幸せなことはないはずです。

私の言っていることは決して夢物語ではありません。スポーツ庁の「体力・運動能力調査」によれば高齢者の運動機能は年々右肩上がりに上昇していて、現代の高齢者は昔の高齢者よりもはるかに運動機能が向上しています。例えば平らな場所を６分間歩くテストである６分間歩行では、75~79歳女性の平均距離は１９９８年の調査では４９０メートル以下だったものが、２０２１年には約５３５メートルにまで伸びています。これ以外にも片足立ちや10メートルの障害物歩行、上体起こしなどほぼすべての項目で右肩上がりに運動機能が向上していることが分かっています。

このような大きな傾向に加えて一人ひとりが意識をもって運動習慣や体に良い食生活を心掛ければ、さらに元気でアクティブな高齢者が増えてくるはずです。そうなれば元気な高齢者が体の弱った高齢者を支えたり、高齢者が自分自身の経験を活かして新たなサービスを展開したり、あるいは高齢者の視点で新しいビジネスを生み出したりすることも十分あるはずです。そのように時代を牽引する高齢者が増えていけば、高齢者に対する見方や定義、概念そのものも変わってくるかもしれないのです。

太生きする高齢者が増えれば、医療費や介護費は抑制される一方で消費活動、税収などによって日本の経済は活性化すると思います。そうすれば、より弱い立場にある高齢者や未来を支える子どもたちに向けて支援の舵を切ることだってできるはずです。私が太生きを提唱するのは、まさしくそのような光溢れた未来をつくっていきたいからにほかならないのです。

小さな行動の積み重ねがやがて健康の土台となり、幸せに120年を生きる太生きにつながるのだと私は信じています。

おわりに

私が２０２０年４月に現在のクリニックを開業して丸３年が経ちました。大学病院で診療に携わってきたときも地域でクリニックを開業してからも私が一貫して大切にしてきたことは、〝早期から（軽症のうちから）エビデンス（科学的根拠）に基づき、個々のメディカルニーズに合わせた診療を行うこと〟です。患者の健康寿命を守るためには、このような診療方針がとても大切になると考えるからです。

私がクリニックを開業したのは、ちょうど新型コロナウイルス感染症が猛威を振るい始めたのと同時期でした。コロナ禍以降、世間の医療情報に対するニーズは高まる一方です。しかしその半面、世に溢れる医療情報は玉石混淆で、正しい情報をきちんと伝えることの大切さも痛感しています。そのような思いもあって本書には、私の信念である太生きを実現するために必要な食事や栄養、そして経済的自立に関する正しい情報を余すところなく記しました。

団塊の世代が後期高齢者になる２０２５年はもう目前で、その次には団塊ジュニアが高齢者になる２０４０年がすぐにやってきます。高齢化は日本だけの問題ではありません。国連の統計によれば世界の人口は２０２２年には80億人に達しました。しかし世界的に見ても人口の伸びは鈍化していて、２０２０年には戦後初めて伸び率が１％を下回りました。

世界人口が60億人に達してから70億人に増加するまでにかかった年数は約12年ですが、今後さらに10億人増えるには約14年半かかると推計されています。また今日、世界人口の３分の２は、女性１人あたりの生涯出生率が２・１人を下回る低出生率の状況にあります（国連経済社会局プレスリリース）。このように全世界的に少子高齢化が進むなか、一人ひとりが健康に長生きする発想がますます重要になることはいうまでもありません。

昔読んだことがある本に、最も良い本の条件について書かれた一節がありました。それによれば、最高の良書とは最後まで読むことができない本だということです。どういうことかといえば、本当に良い本は読んでいる途中で行動したくなり、途中まで読んだところで本を閉じて行動してしまうからです。それくらい読んだ人の心に届く、モチベーションを上げる本が最高の良書だということです。

大切なことは、なによりも今すぐ行動するということです。知識を得てそれで満足していては意味がありません。

人生120年というと非常に長く、老後などはるかかなたのように感じると思います。しかし実際に高齢者になった人たちは「人生はあっという間で気づいたらこの年齢になっていた」という人がほとんどです。この本を読んだ読者は是非、本を閉じたら今すぐに行動してください。食事からでも栄養からでも取り組みやすいことからで構いません。小さな努力の積み重ねが、やがてあなたを健康でいきいきした太生きへと導くはずです。

本書が人生120年を幸せに、自分らしく生きたいと願うすべての人にとって役立つものであることを願ってやみません。

金沢一平（かなざわ　いっぺい）

2001年に島根医科大学を卒業。島根県内の基幹病院で内分泌代謝内科医として研鑽を積み、日本内科学会、日本内分泌学会、日本糖尿病学会、日本骨粗鬆症学会、日本動脈硬化学会の専門医資格を取得。高齢化地域での臨床経験から健康寿命延伸の重要性を感じ、島根医科大学、マギル大学（カナダ、モントリオール）にて糖代謝と骨代謝の相互関連について研究と高度医療に従事。日本内分泌学会、日本骨代謝学会、日本骨粗鬆症学会などで研究実績が高く評価され学術奨励賞や研究奨励賞を受賞する。

2020年4月にかなざわ内科 糖尿病・骨粗しょう症クリニックを開院。健康寿命延伸を目指した社会の実現を志し、グロービス経営大学院にてリーダーシップ、ビジネススキルを学び、MBAを取得。医学博士×MBA×トレーナーの知識と経験から、健康寿命クリエイターとして「太生き」「ほねノミクス」を提唱している。

これまでに400以上の講演会に登壇し、500回以上学会で発表した実績をもち、メディアにも多数出演。診察・研究のかたわら、講演会や学会での活動を通じて、糖尿病や骨粗しょう症、動脈硬化症（脂質異常症）についての情報発信を行っている。

本書についての
ご意見・ご感想はコチラ

30代～50代のための太生きのすすめ

2023年４月28日　第１刷発行

著　者　　金沢一平
発行人　　久保田貴幸

発行元　　株式会社 幻冬舎メディアコンサルティング
〒151-0051　東京都渋谷区千駄ヶ谷4-9-7
電話　03-5411-6440（編集）

発売元　　株式会社 幻冬舎
〒151-0051　東京都渋谷区千駄ヶ谷4-9-7
電話　03-5411-6222（営業）

印刷・製本　中央精版印刷株式会社
装　丁　　野口 萌

検印廃止

ISBN 978-4-344-94483-1 C0047
幻冬舎メディアコンサルティングＨＰ
https://www.gentosha-mc.com/